肿瘤科常见诊疗问题问答

胡夕春医生查房实录

主　　编　　胡夕春
副主编　　曹　君
编　　委　　李　婷　　寿佳威　　刘　涛
　　　　　　曹恩颖　　解　婕　　吴振华
　　　　　　张金凤　　陈潇雨　　杨　瑒

复旦大学出版社

　　恶性肿瘤在中国的发病率逐年上升,已经成为威胁国人生命的最主要疾病之一。但在肿瘤诊疗的临床实践中,存在着误诊误治、检查不合理、治疗过度和不足等情况。更加有效地防治恶性肿瘤,对于从事基础研究和处于临床研究第一线的工作者十分重要。

　　本书由胡夕春教授主编,密切结合临床实践,主要从恶性肿瘤的病因学、病史采集和体格检查、辅助和实验室检查、诊断及鉴别诊断、手术治疗、放射治疗、药物治疗、支持对症治疗、随访及患者免疫功能等多方面、多角度对恶性肿瘤进行剖析研究,基本囊括了临床实践的方方面面。本书的特色为:

　　1. 列举了临床实践中的特殊病例,并通过问答的形式概括了知识点,培养读者的临床思维和推理能力。

　　2. 所有知识点都来自于跟随胡教授查房的医生的笔记,这些医生包括复旦大学附属肿瘤医院的主治和住院医师,如曹君医生和李婷医生,以及进修医生,如寿佳威和刘涛等。本书紧贴临床,希望能帮助读者解决临床中存在的诊疗问题,因此实用价值较大。

　　3. 本书最后附有关键词索引,便于查询。

俞鲁谊

2015 年 7 月 15 日于上海

众所周知,我国恶性肿瘤的发病率呈逐年上升的趋势,在我国的一些主要大城市中,恶性肿瘤已居死亡病因中的首位,成为危害国人健康和生命的主要疾病。近年来,随着科学技术的发展,肿瘤基础研究、转化性研究、诊断、治疗进展迅速,治疗疗效也在不断提高。作为肿瘤内科医生仅掌握本专业的知识是远远不够的,还需要了解和熟悉相关学科的进展,这是编辑本书的一个原因。另外一个原因是目前我国医疗领域普遍存在"重基础、轻临床"的现象。

本书中的知识点大多数来源于跟随我查房的进修医生的查房记录,内容紧贴临床实践。临床查房时就是我提问他们回答,因此本书通过问答的形式概括知识点,从肿瘤病因学、病史采集、体格检查、辅助检查、肿瘤诊断及鉴别诊断、肿瘤手术、肿瘤放疗、抗肿瘤药物治疗、支持和对症治疗、肿瘤患者免疫功能、药物临床试验及肿瘤随访等方面,期望为解决肿瘤患者的实际问题起到积极的作用。为进一步增强可读性和实用性,我们收集了较多的图片和影像资料,力求做到图文并茂。另外还整理了较多肿瘤治疗相关不良事件的甄别、分类及治疗,这是同类肿瘤学书籍中比较少能兼顾的。本书的缺陷是不全面,没有系统地阐述肿瘤诊疗中的所有问题。但是本书希望抛砖引玉,激发年轻医生形成正确的思路,在作出诊断时能够像侦探探案一样,不放过任何一个蛛丝马迹并进行严密的逻辑推理;在制定治疗方案时,为每一例患者量身定做个体化的精准方案。列举特殊病例就是希望达到此目的。

本人是肿瘤内科的医生,但书中含有较多的手术、放疗和病理等其他学科的知识。因每一个学科都经历着日新月异的变化,故而书中关于影像诊断科及病理科等学科的相关知识难免有不妥和陈旧之处,欢迎同行批评指正。

最后感谢我院寿佳威和刘涛两位进修医生对本书纂写提供的原始材料,感谢曹君医生、李婷医生及曹恩颖(科研助理)对原始材料进行了加工、整理,且补充了大量的新知识,最终编辑成文。

胡夕春

2015 年 7 月 15 日于上海

目录 *Contents*

7 肿瘤放疗 ……………………………………………… 091

1

肿瘤病因学

1.1 什么是原发灶和转移灶的生物学行为异质性和对治疗反应的异质性

转移灶多为单克隆,一般多见向心性生长,在接受治疗后往往呈向心性缩小。当然,在肿瘤的进展过程中,转移灶亦会发展不同的亚克隆,同样会影响患者的预后和药物的敏感性。

原发病灶往往为多克隆、多结节非局限性生长。在临床上,原发灶有时呈现为多中心性或多灶性。须强调的是,肿瘤患者原则上只要有一个部位疾病出现了新发病灶,或原有病灶显著增大,就应该判定为疾病进展(PD),并更换治疗药物。但是也有特殊情况,如晚期人体表皮生长因子 2(HER2)阳性乳腺癌患者,所有颅外病灶均得到了良好的控制,仅仅颅内出现了脑转移,这时在使用局部治疗手段控制颅内病灶的同时,可以保持原有的药物治疗方案。

1.2 如何理解放射性痛和牵涉性痛

放射性痛是指疼痛从肢体的近心端向远心端放射,由于神经干,神经根或中枢神经病变受刺激时,疼痛不仅发生于刺激部位,且可扩展至受累的感觉神经支配区域。典型的例子如病变为腰椎骨转移,临床表现为触电样的坐骨神经痛。

牵涉性痛是指由于内脏的传入神经纤维和体表感觉传入纤维在

脊髓同一水平的同一后角神经元会聚后传入大脑皮质,而且内脏的疼痛刺激提高了其神经元的兴奋性,能够对体表传入纤维产生易化作用,增加体表冲动的敏感性,如胆囊炎表现为右侧肩部疼痛。

1.3 人表皮生长因子受体中人体表皮生长因子 2 和表皮生长因子受体有何区别

表皮生长因子受体(EGFR)是原癌基因 HER1 的表达产物,也是表皮生长因子受体(HER)家族成员之一。该家族包括 HER1(erbB1,EGFR)、HER2(erbB2,neu)、HER3(erbB3)及 HER4(erbB4)。HER 家族在细胞生理过程中发挥重要的调节作用。但是目前为止未发现天然的 HER2 的配体,而 HER3 本身没有激酶活性,一般配合其他家族成员形成二聚体发挥作用。肺癌中 EGFR 的突变及乳腺癌中 HER2 的扩增都有相应的靶向药物。

曲妥珠单抗仅仅对 HER2 阳性肿瘤有效;吉非替尼仅仅对 EGFR 突变的肺癌有效;拉帕替尼在实验室中对 HER1 和 HER2 阳性肿瘤均有效,但是在临床实践中仅仅证实对 HER2 阳性乳腺癌有效。

1.4 乳腺癌的发生与哪些因素有关

(1)年龄:35 岁以上发病率开始上升,60 岁达最高峰。

(2)月经:月经初潮年龄<12 岁或绝经年龄>55 岁者,发病的危险性较大。

(3)生育:未生育、第 1 胎的生育年龄>35 岁或产后未哺乳。

(4)家族史:有家族成员存在乳腺癌相关的基因突变;有家族成员存在 2 个以上乳腺原发癌患者、1 个以上卵巢癌患者;一、二级亲属患乳腺癌年龄<45 岁;1 个以上的亲属患乳腺癌伴发 1 种以上其他癌,如同时伴有甲状腺癌、弥漫性胃癌、子宫内膜癌、男性乳腺癌。

(5)乳腺本身疾患:乳腺囊性增生症者乳腺癌发生率高;一侧乳

房患过乳腺癌,另一侧乳房患癌的危险性增加;有致密乳腺及既往不典型增生病史;有既往乳腺活组织检查史。

（6）既往用药情况:长期使用雌激素者发病率增高。

（7）肥胖、高脂肪低纤维素饮食、饮酒均可导致罹患乳腺癌风险增加。

（8）既往放疗史。

（9）BRCA、p53、STK11、PTEN、CDH1 等基因突变。

1.5 为什么肿瘤转移有器官选择性特点

这个问题比较复杂。某些肿瘤对于某些器官有特殊的亲和性,称为转移的器官异质性。原因可能有:①这些器官的血管内皮细胞上的配体能与进入血循环的癌细胞表面的黏附分子(如血管细胞黏附分子)特异性结合。②某些器官或组织的环境不适合肿瘤的生长,如组织中的酶抑制物、血管内皮生长因子(VEGF)水平低下等不利于转移灶形成。③趋化因子和趋化因子的受体可以解释为什么乳腺癌容易发生骨转移。

1.6 为什么病理类型和分子分型完全一样的两个肿瘤的生长速度不一样

肿瘤的生长速度取决于 3 个因素。

（1）肿瘤细胞倍增时间:恶性转化细胞的生长周期与正常细胞一样,分为 G0、G1、S、G2 和 M 期。多数恶性肿瘤细胞的倍增时间并不是想象的那样比正常细胞更短,而是与正常细胞相似或者长于正常细胞。

（2）生长分数:是指肿瘤细胞群体中处于复制阶段(S + G2 期)的细胞的比例。在细胞恶性转化的初期,绝大多数的细胞处于复制期,所以生长分数很高。但是随着肿瘤的持续生长,不断有瘤细胞发生分化,离开复制阶段的细胞越来越多,使得大多数肿瘤细胞处于

G0 期。即使是生长迅速的肿瘤,其生长分数也只在 20% 左右。

(3) 瘤细胞的生成与丢失:肿瘤的进行性生长及其生长速度决定于其细胞的生成大于丢失的程度。由于营养供应不足、坏死脱落及机体抗肿瘤反应等因素的影响,在肿瘤生长过程中,有相当一部分瘤细胞失去生命力。肿瘤细胞的生成与丢失的程度共同影响着肿瘤的生长。在生长分数相对较高的肿瘤,瘤细胞的生成远大于丢失。因此,其生长速度比那些细胞生成稍超过丢失的肿瘤要快得多。

在实际临床工作中,即使病理类型和分子分型完全一样的两个肿瘤,生长速度也可能完全不一样。

肿瘤的大小与肿瘤的生长速度也有关,肿瘤小时,生长速度快;肿瘤大时,生长速度变慢。

1.7 什么是癌基因和抑癌基因

(1) 能引起动物宿主细胞恶性转化的基因称为癌基因。由于是从病毒中发现的,所以称为病毒癌基因。后来发现,在许多动物的正常细胞中都存在着与之相对应的 DNA 序列,称为细胞癌基因,或原癌基因。其特性为:①细胞癌基因与病毒癌基因基本上是同源的。②细胞癌基因在长期进化过程中极为保守。所以,实际上在正常情况下,细胞癌基因不仅对动物机体无害,而且可能在发育过程中起着重大的作用。③细胞癌基因在正常细胞中可以有低水平的表达,而在癌组织中与其相对应的活化癌基因的表达水平却比它高得多。细胞癌基因在正常情况下并不表现出致癌性,只有在各种外因和内因作用下使细胞癌基因活化,才能导致肿瘤发生。

(2) 抑癌基因也称为肿瘤抑制基因,是一种细胞基因,其功能的丧失可引起细胞转化和肿瘤发生。确定一种细胞基因为抑癌基因应符合以下 3 点标准:①该基因在与恶性肿瘤相应的正常组织中有正常表达;②该基因在恶性肿瘤中有结构改变或功能缺失;③将该基因的野生型导入缺失这种基因的肿瘤细胞内,可部分或全部抑制其恶性表型。

1.8 恶性肿瘤细胞的生物学特征是什么？恶性肿瘤的预后一定比良性肿瘤差吗

恶性肿瘤细胞的生物学特征有：①生长信号的自我满足；②失去对生长抑制信号的敏感性；③逃避凋亡；④相对无限制的增殖能力；⑤持续的血管生成；⑥侵袭转移能力的获得；⑦DNA 修复缺陷；⑧逃避免疫监视；⑨能量代谢异常；⑩基因组的不稳定性和突变。

良性肿瘤如果解剖位置不佳可以致命，而对于一些恶性肿瘤（如皮肤鳞癌及宫颈原位癌），单单手术切除就可以治愈。

1.9 哪些人是乳腺癌遗传高危人群

（1）有血缘关系的亲属中有乳腺癌易感基因（BRCA1/BRCA2）突变的携带者。

（2）有血缘关系的一级或二级亲属中有符合以下 1 个或多个条件的乳腺癌患者：①发病年龄≤45 岁；②发病年龄≤50 岁并且有 1 个具有血缘关系的近亲也为发病年龄≤50 岁的乳腺癌患者和（或）1 个或 1 个以上的近亲为任何年龄的卵巢上皮癌、输卵管癌或原发性腹膜癌患者；③单个个体患 2 个原发性乳腺癌，并且首次发病年龄≤50 岁；④发病年龄不限，同时有 2 个或 2 个以上具有血缘关系的近亲患有任何发病年龄的乳腺癌和（或）卵巢上皮癌、输卵管癌或原发性腹膜癌；⑤具有血缘关系的男性近亲患有乳腺癌；⑥合并有卵巢上皮癌、输卵管癌或原发性腹膜癌的既往史。

需要提醒的是，并不是所有高危人群都会患乳腺癌，也不是非高危人群就不会患乳腺癌。

1.10　什么是上皮内瘤变

上皮内瘤变(intraepithelial neoplasia)划分为低级别上皮内瘤变和高级别上皮内瘤变两个级别。低级别上皮内瘤变相当于轻度和中度异型增生,高级别上皮内瘤变是其细胞学和组织结构具有恶性特征的上皮病变,但没有任何浸润间质的证据,包括重度异型增生及原位癌。治疗原则后者应按原位癌处理。

1.11　BRCA 突变与激素受体间有什么关系

正常的乳腺癌易感基因 1(BRCA1)能够使芳香化酶基因沉默,使肿瘤局部雌激素减少从而产生抗肿瘤作用。乳腺癌 BRCA1 或乳腺癌易感基因 2(BRCA2)突变的发生率为 6%～7%。BRCA1 突变患者的乳腺癌往往雌激素(ER)阴性,而 BRCA2 突变患者的乳腺癌往往 ER 阳性。有研究表明,BRCA1 突变患者一生罹患乳腺癌和卵巢癌的风险分别为 50%～85% 和 15%～45%,而 BRCA2 突变的患者一生罹患乳腺癌和卵巢癌的风险分别为 50%～85% 和 10%～20%。卵巢去势导致 BRCA1 或 BRCA2 突变患者 ER 受体阳性乳腺癌发生率下降,而 ER 受体阴性乳腺癌的发生率无明显变化。

1.12　什么是浸润性微乳头状癌

浸润性微乳头状癌(invasive micropapillary carcinoma, IMPC)是乳腺癌的一种病理类型,易致脉管浸润,淋巴结转移率极高,多为腔面(Luminal)型,对化疗不敏感,小比例的浸润性微乳头状癌也会严重影响患者预后;而乳腺乳头状癌的预后较好。文献中采用的诊断标准也不一致,多数认为肿瘤组织中微乳头状癌成分>50% 才能诊断为乳腺浸润性微乳头状癌;也有学者认为只要癌组织中出现浸润性微乳头状癌成分就应明确诊断,并注明其所占比例。IMPC 需与易误诊的相对预后较好的大汗腺癌、浸润性导管癌、黏液腺癌等相鉴别,使浸润性微乳头状癌患者免于误诊。

1.13　齿状线在肿瘤诊治中有什么意义

肿瘤位于齿状线上下的血运和淋巴回流方向不同。因此,其内脏转移及淋巴结转移的好发部位不同。

(1)血运:齿状线以上由直肠上下动脉供应,齿状线以下由肛管动脉供应。齿状线以下的血运,来自肛门血管,这里有一组静脉丛,叫痔外静脉丛,是外痔发生的部位,在这里齿状线成了内痔和外痔的分界线。齿状线以上是直肠上静脉丛通过直肠上静脉引流至门静脉,若静脉曲张则形成内痔。齿状线以下是直肠下静脉丛,通过肛门静脉回流至腔静脉,此静脉曲张则可形成外痔。因此,齿状线以上肿瘤易转移至肝,齿状线以下肿瘤易转移至肺。

(2)淋巴回流:在齿状线以上的肿瘤,淋巴丛回流主要入盆腔淋巴结;在齿状线以下的肿瘤,淋巴丛回流至腹股沟淋巴结。

分清肿瘤部位是位于齿状线以上,还是位于齿状线以下,对临床体格检查和随访检查有十分重要的意义。对于齿状线以上的原发肿瘤,需要关注盆腔淋巴结和肝脏部位;对于齿状线以下的原发肿瘤,常规的查体应该包括腹股沟淋巴结,随访检查应该包括胸部 CT检查。

临床具体实践

【实践1】　乳腺黏液腺癌的临床病理特征

HYYI,女,64 岁。诊断:右乳腺癌术后($ypT_2N_0M_0$)肺、骨转移。

患者 2010.01 发现右乳外上象限一肿块,于 2010.02.01 行 TEC[环磷酰胺＋表柔比星(表阿霉素)＋紫杉醇]方案新辅助化疗 1 个周期。2010.04.27 在我院行右乳癌改良根治术——

Auchincloss。术后病理检查示：肿瘤位于外上象限，4.5 cm×4.0 cm×3.5 cm，黏液腺癌，右腋下淋巴结0/10。ER－，PR弱＋，HER2＋，Ki－67＋＜5％。术后于2010.05.26起行TC方案化疗6周期，末次化疗2010.09.08。化疗结束后自行服用他莫昔芬(三苯氧胺)1年半，未行放疗。2013.05.29当地医院胸部CT检查示：两肺多发占位，考虑转移性肿瘤。2013.06.05 PET/CT检查示：右乳腺癌术后，两肺血行转移；左侧髋臼及相邻坐骨骨转移。2013.06.24～07.14我院行左侧髋骨姑息性放疗，DT：3750 cGy/15 Fx。2013.06.11～12.23予GP方案化疗8个周期，最佳疗效疾病稳定(SD)(见插图1-1～1-5)。

查房问题1：乳腺黏液腺癌的临床病理学特征是什么？

乳腺黏液腺癌的大体病理：典型黏液腺癌切面呈胶冻状，边界较清楚，可推动，但无真正的包膜，平均直径在2.8 cm。

(1)组织病理：黏液腺癌表现为间质内有大量黏液，可形成黏液湖，癌细胞漂浮在黏液中，有A、B和AB 3种类型。A型黏液腺癌中的肿瘤细胞常呈小梁状、缎带样或花环样，含有大量的细胞外黏液，为经典型黏液腺癌；B型又称富于细胞型，黏液湖中肿瘤细胞较丰富，常呈片状、巢状排列，含有多量细胞内黏液，是一种伴有神经内分泌分化的黏液腺癌；AB型在形态上介于A型与B型之间。

(2)免疫组化检查：黏液腺癌多为ER阳性，70％的病理PR阳性，HER2多为阴性，B型黏液腺癌可表达神经内分泌标记。

(3)预后：预后好，为低度恶性的乳腺癌类型。

查房问题2：乳腺黏液腺癌与胃肠黏液腺癌有何区别？

乳腺黏液腺癌与胃肠黏液腺癌的区别如表1-1所示。

表 1-1　乳腺黏液腺癌与胃肠黏液腺癌的区别

癌肿性质	乳腺黏液腺癌	胃肠黏液腺癌
黏液位置	间质内	细胞内
恶性程度	低度	高度
分界	与周围组织分界清	与周围组织分界不清
质地	质软	质硬
预后	预后好	预后差

查房问题 3： 该患者术后 3 年复发的可能原因是什么？

复发风险的高低是一个统计数值，对于一个群体来说，是一个百分数。但是具体到每一位患者，要么 100%，要么 0%。至于该患者的可能复发原因，是个未解之谜，因此，临床医生提出申请，要求病理科医生再次复核病理切片。经过病理科的重新复片，发现该患者的病理检查结果仍为乳腺黏液腺癌，但有少量的浸润性微乳头状癌成分，而浸润性微乳头状癌容易导致血道转移。这可能是这例患者复发的原因。

【实践 2】　家族性乳腺癌

ZF（母亲），女性，55 岁（45y 绝经）。

2014-05-27 外院左乳腺癌改良根治+任意皮瓣成形术。病理检查示：浸润性导管癌，2 cm×1.5 cm×1.5 cm，ER+，PR+，Ki-67+<3%，HER2+，淋巴结 2/10。术后行 FAC（氟尿嘧啶+吡柔比星+环磷酰胺）序贯多西他赛辅助化疗、放疗及来曲唑内分泌治疗。

WLP（女儿），女性，30 岁。

2014-04-28 外院左乳腺癌改良根治+任意皮瓣成形术。病理检查示：浸润性导管癌，Ⅰ～Ⅱ级，2 cm×1.5 cm×1.5 cm，ER+++，PR+++，Ki-67+ 20%，HER2-，淋巴结 0/10。

术后 FAC(氟尿嘧啶＋吡柔比星＋环磷酰胺)序贯多西他赛辅助化疗,化疗结束后予以戈舍瑞林(诺雷德)＋他莫昔芬治疗。

家族史:ZF 父亲肝癌,已故。

查房问题:家族性乳腺癌与遗传性乳腺癌的定义及其特征如何?

在一个家族中有 2 个具有血缘关系的成员患有乳腺癌,就可以称为家族性乳腺癌。这部分人群常带有突变基因,最多见的为 BRCA1 和 BRCA2 相关性乳腺癌。这部分具有明确遗传因子的乳腺癌称为遗传性乳腺癌,占所有乳腺癌人群的 5％～10％。大部分遗传性乳腺癌具有家族聚集性,属于家族性乳腺癌,具有发病早、双侧和多中心病灶等特点,还可能与卵巢癌、大肠癌、前列腺癌、胰腺癌、子宫内膜癌、软组织肉瘤和男性乳腺癌聚集出现于同一个家族,小部分遗传性乳腺癌呈散发性,没有家族史。BRCA1 相关性乳腺癌中多表现为 ER 阴性、组织分化差、p53 突变的乳腺癌,HER2 高表达低于散发性乳腺癌,髓样癌比例高于 BRCA2 相关的乳腺癌和散发性乳腺癌;BRCA2 突变相关性乳腺癌高肿瘤分级比例高于散发性乳腺癌,ER 阳性比例高于 BRCA1 相关性乳腺癌。这例患者如果进行检测,BRCA2 基因突变的概率较大。

遗传性乳腺癌的预防措施包括:预防性乳腺切除术、预防性卵巢切除术和化学预防,如他莫昔芬。但是我国现行的法律不允许切除没有癌变的器官或脏器。

2

病史询问和体格检查

2.1　乳腺引流区淋巴结的特征和临床意义

乳腺引流区淋巴主要有4条输出途径。

(1) 乳房大部分淋巴液经胸大肌外侧缘淋巴管引流至腋窝淋巴结,再流向锁骨下淋巴结,部分乳房上部淋巴液可流向胸大肌、胸小肌间淋巴结,直接到达锁骨下淋巴结,通过锁骨下淋巴结后,淋巴液继续流向锁骨上淋巴结。胸肌间淋巴结(interpectoral lymph nodes, IPNs)或称 Rotter 淋巴结,是沿胸外侧神经和胸肩峰动静脉的胸肌支分布于胸大肌、胸小肌之间的淋巴结,主要收集来自乳腺后方的淋巴液注入锁骨下淋巴结。尽管胸肌间淋巴结的引流量相对较小,占整个乳腺的0.7%,但也可能是乳腺癌复发转移的潜在因素。乳腺癌改良根治术要求常规清扫 Rotter 淋巴结,已为大多数乳腺专科医师所共识。

(2) 部分乳腺内侧的淋巴液通过肋间淋巴管流向胸骨旁淋巴结。即内乳淋巴结。内乳淋巴结(internal mammary lymph node, IMLN)沿胸廓内血管排列,位于第1～6肋间隙近胸骨端深处内乳动静脉旁的脂肪组织及蜂窝组织中,其中以第1～3肋间隙较多,收集全乳25%的淋巴引流。乳腺癌内乳区淋巴结作为仅次于腋窝淋巴结(axillary lymph node, ALN)的重要转移途径,是确定乳腺癌分期和辅助治疗方案的重要依据。内乳区淋巴结转移预后差,具有以下高危因素患者内乳区复发率＞20％：①≥4腋窝淋巴结转移；②肿块位于内侧象限伴腋窝淋巴结转移；③年龄＜35岁患者伴T_3肿块；④T_2伴腋窝淋巴结转移；⑤内侧象限T_2肿块。若术前影像学检查提示内乳区淋巴结肿大，手术中可行内乳区前哨淋巴结活检术；若为转移，需要行内乳区淋巴结清扫术，但手术创伤大。对于有内乳区淋巴结转移的乳腺癌患者，在行术后辅助放疗时放疗范围应该包括内乳区淋巴结，但需要特别注意放疗的心脏毒性和肺损伤。

（3）两侧乳房间皮下有交通淋巴管，一侧乳房的淋巴液可流向另一侧。

（4）乳房深部淋巴网可沿腹直肌鞘和肝镰状韧带通向肝。

目前以胸小肌为标志，将腋窝淋巴结分为3群或3组，Ⅰ组位于胸小肌外缘外侧；Ⅱ组位于胸小肌后方；Ⅲ组位于胸小肌内缘内侧。

2.2 足部皮肤肿瘤的前哨淋巴结在什么部位

足部皮肤肿瘤的前哨淋巴结在同侧的腹股沟淋巴结，而非腘窝淋巴结。

2.3 颈部淋巴结分区是怎样的

Ⅰ：颏下、下颌下区淋巴结群；Ⅱ：颈深上群；Ⅲ：颈深中群；Ⅳ：颈深下群；Ⅴ：颈后三角淋巴结群和锁骨上淋巴结群；Ⅵ：颈前淋巴结群；Ⅶ：上纵隔区淋巴结。

淋巴瘤患者的颈部淋巴结分区：单侧锁骨上区、单侧锁骨下区和咽淋巴环（含扁桃体）计算为1个区。双侧颈淋巴结各计算为1个区。

2.4 右淋巴导管的引流范围是怎样的

右淋巴导管由右颈干、右锁骨下干及右支气管纵隔干汇合而成，注入右静脉角。右淋巴导管主要收纳头颈右半部、右上肢、右肺、右半心及胸壁右半部的淋巴回流,全身约 1/4 部位的淋巴均引流至右淋巴导管。临床出现右侧乳糜胸时有助于发现病因。

2.5 为什么肿瘤专科检查要包括淋巴结的检查

(1) 淋巴道转移是肿瘤转移的最重要的途径之一。肿瘤向远处播散,可以通过种植、淋巴道和血道。

(2) 一般来说,淋巴道转移是肿瘤转移的早期行为,这时候如果得到确诊,患者还有可能得到治愈的机会。

(3) 肿瘤的淋巴道转移一般首先到达引流区淋巴结,临床上可以用于寻找原发肿瘤。

(4) 前哨淋巴结的研究显示,有时仅仅需要切除前哨淋巴结,而不需要对所有引流区淋巴结行根治性切除。

2.6 胸膜的淋巴回流特征是怎样的

腋窝淋巴结收纳同侧壁层胸膜的淋巴液回流,脏层胸膜的淋巴回流同肺组织。由肺产生的正常组织液由胸正中淋巴结回流。若这些淋巴结被肿瘤阻塞,这些组织聚集在胸腔内形成胸腔积液。肺内淋巴管起源于胸膜脏层,在胸膜腔液体的循环过程中和壁层胸膜一样发挥着重要的作用。

2.7 针对肿块的体格检查有哪些要点

肿块和淋巴结转移是肿瘤最常见的临床表现。针对肿块和淋巴结转移进行有目的的重点检查,目的在于明确肿瘤的发生部位、性质、与周围组织的关系和淋巴结转移情况。专科检查应重点注意以下内容。

(1) 肿瘤部位:通过检查明确肿瘤发生的部位和累及范围。

(2) 肿瘤形状和大小:肿瘤形状可为圆形、椭圆形、条索状和不规则形。

（3）肿瘤硬度：癌和肉瘤等实质性肿瘤质地一般较硬，骨肉瘤根据成分不同可以十分坚硬。实质性肿瘤中央坏死、液化时可有囊性感，脂肪瘤较软，海绵状血管瘤质软有压缩性。

（4）肿瘤边界与表面：良性肿瘤有包膜，边界清楚，表面光滑。恶性肿瘤呈浸润生长，边界不清楚，表面不平，可与皮肤粘连甚至皮肤溃烂。

（5）肿瘤活动度：良性肿瘤活动度较好，恶性肿瘤因侵犯周围组织或脏器而常显示活动降低，甚至固定。

（6）红、肿、热、痛：肿瘤一般无压痛，皮肤表面无红、肿及发热。肿瘤合并感染、压迫神经或侵犯骨骼时可有压痛。部分肿瘤如骨肉瘤、横纹肌肉瘤可出现皮肤温度升高，同时出现红、肿、热、痛表现时常提示感染性病变或合并感染。

（7）搏动和杂音：血管瘤及血管丰富的肿瘤可有搏动和血管杂音，但大部分实质性肿瘤无搏动和血管杂音。

临床具体实践

【实践1】 未做体格检查引起的病史书写错误

男性，43岁。诊断：后腹膜绒毛膜癌，肺、后腹膜淋巴结转移，左输尿管积水。

2014.03 患者无明显诱因下出现腰部疼痛，伴酸胀感，无放射性疼痛，NRS 4 分。2014.04 出现左侧上腹部胀痛，需口服盐酸曲马朵缓释片控制。2014.05.06 盆腹腔 CT 检查示：后腹膜左侧占位伴淋巴结肿大，考虑恶性肿瘤，与腹主动脉、左输尿管分界不清，约 T_{12} 水平脊柱旁占位，神经源性肿瘤？转移？2014. 05.06 查甲胎蛋白 30.85 ng/ml。2014.05.09 胸部 CT 检查示：两肺多发结节，首先考虑转移；右肺尖、中肺胸膜下斑点灶。2014.05.22 穿刺：后腹膜恶性肿瘤伴大片坏死，转移性癌可能，绒毛膜上皮癌可能。病理检查示:(后腹膜穿刺)恶性肿瘤,伴大片坏死和出血。本例首先考虑为绒癌,可能起自于生殖细胞性肿瘤。2014.05.23 查人绒毛膜促性腺激素 158 826 IU/L,于 2014.05.29 予博来霉素 + 顺铂 + 依托泊苷化疗 2 个疗程,疗效评估为疾病进展(PD),化疗期间出现头晕、食欲缺乏、口腔溃疡、视野缺失。2014.07.18 开始予甲氨蝶呤 + 依托泊苷 + 环磷酰胺化疗 3 个疗程。2014.09.02 胸部 CT 检查示:两肺转移瘤较前缩小,考虑转移;左侧腋下、膈脚后多发淋巴结肿大同前,左上腹肿块较先前明显缩小,评价疗效为部分缓解(PR)(见插图 2-1～2-4)。

查房问题 1:体格检查的重要性是什么?

该患者腹盆腔 CT 检查提示肿块较大,直径 10 cm×6 cm,在 T_{12} 水平,是一个腹腔左上腹肿块。而且我院在腹壁上直接穿刺,获得了组织学诊断。因此,腹部体格检查肯定能够摸到此肿块。但是病史体格检查写的是左下腹肿块。仔细询问后,才知是年轻医生自己粗略估计,认为是左下腹,就写了左下腹。

目前,临床医生的工作负担十分繁重,但是,这不是不做体格检查的理由。辅助科室的医生,如放射诊断科医生和出 PET/CT 报告的医生等同样工作繁忙,如果临床医生不提醒他们做辅助检查的目的,同样会引起漏诊和误诊。

查房问题 2:男性绒毛膜细胞癌的临床病理学特征有哪些?

男性绒毛膜细胞癌属于非精原性生殖细胞肿瘤,绒毛膜癌由合体滋养细胞、细胞滋养细胞及中间滋养细胞混合组成,肿瘤细胞单个及成群排列,伴有明显的出血、坏死及血管侵犯。绒毛膜癌没有肿瘤间质及血管,诊断性的、存活的肿瘤细胞位于出血灶周围。免疫表型:所有类型的滋养细胞对肌酸激酶(CK)呈强免疫反应;合体滋养细胞对 β-人绒毛膜促性绒激素(hCG)呈强免疫反应,对人体胎盘促乳素(hPL)呈弱阳性反应。中间滋养细胞呈现相反的免疫反应。

查房问题3：男性绒毛膜细胞癌的治疗原则是什么？可供选择的化疗方案有哪些？

ⅠA：腹股沟睾丸切除术＋腹膜后淋巴结清扫术；ⅠB：腹股沟睾丸切除术＋腹膜后淋巴结清扫术；若病理确认无腹膜后淋巴结转移，无须行术后辅助化疗；如有腹膜后淋巴结转移，pN_1 或 N_2 者行 EP 或 BEP 方案化疗 2 个周期，pN_3 者给予 EP 4 个周期或 BEP 3 个周期；ⅠS：给予 EP 4 个周期或 BEP 3 个周期；ⅡA 和ⅡB：EP 4 个周期或 BEP 3 个周期后行手术；ⅡC 和Ⅲ：给予 EP 或 BEP 方案化疗，如果不能耐受，可选用 VIP 方案治疗。

复发病例治疗：目前证实的二三线治疗主要是异环磷酰胺和顺铂为基础的化疗方案或两药交替进行和高剂量化疗自体干细胞移植。

【实践2】 体格检查不全面引起的诊断错误

病例1：女性，60 岁。诊断：宫颈癌Ⅰb1 期根治术后；右乳腺癌改良根治术后（$pT_1N_3M_0$，ⅢC 期）。

2010.01 因"接触性阴道出血"至外院行宫颈活检示：（宫颈）鳞状细胞癌，遂至我院就诊，病理会诊为：（宫颈）鳞癌。2010.01.27 在连续硬膜外阻滞麻醉下行广泛子宫切除＋双侧附件切除＋盆腔淋巴结清扫＋腹主动脉旁淋巴结清扫手术。术后病理检查：宫颈非角化性鳞状细胞癌，浸润深度：宫颈纤维肌层全层至浆膜外，脉管癌栓＋，宫旁组织－，阴道切缘－，子宫内膜增生期样形态，多发性平滑肌瘤，淋巴结 3/38，左盆腔 1/12，右盆腔 1/8，左宫旁 1/2，余为－。术后外院予放化疗（紫杉醇＋顺铂×4 个周期）。2015.03 常规体检时 B 超检查发现右侧腋窝淋巴结肿大，乳腺未见异常。腹盆 CT 检查示：右腹股沟多发淋巴结肿大。于当地医院行右腋窝淋巴结细针穿刺活检,我院病理会诊:右腋窝淋巴结倾向癌,腺癌不除外,外院诊断考虑"宫颈癌术后,腋窝和腹股沟淋巴结转移",为进一步治疗来我院就诊。我院门诊体格检查发现右侧腋窝多发肿大淋巴结,最大约 1.5 cm,质硬,活动度一般,右侧腹股沟多枚淋巴结,最大约 1.0 cm,质软,活动度好。右乳外上象限有增厚感,未扪及明显肿块。临床诊断考虑为第二原发肿瘤,乳腺癌的可能性大,进行了进一步的检查。2015.03 PET/CT 检查示:右腹股沟数枚淋巴结,18F-氟代脱氧葡糖(^{18}F-FDG)代谢未见增高,随访;右颈、腋下多发淋巴结,腋下为甚,FDG 代谢轻度增高,请结合穿刺;双乳细小钙化灶,FDG 代谢未见增高,建议专项检查。2015.04 乳腺MRI 检查:右乳外上线样分支样强化,伴右腋下肿大淋巴结,癌可能,BI-RADS:4C。2015.04.03 我院行右乳钙化灶切除活检术,病理检查(右乳)示:导管原位癌,高级别,伴多灶微浸润,范围分别为 1 cm×0.6 cm, 0.6 cm×0.5 cm,未见肯定脉管癌栓。2015.04.15 行右乳腺癌改良根治术,术后病理检查(右乳腺)示:残腔旁乳腺组织纤维组织增生、炎细胞浸润、组织细胞反应,符合术后改变,未见癌残留,乳头、皮肤、基底及周围象限乳腺组织均未见癌累及,右腋窝淋巴结 38/40。瘤细胞示:ER-,PR-,HER2+++(原位癌及微浸润灶),Ki-67+35%。

查房问题 1:该患者 PET/CT 检查提示右侧下颈部淋巴结有FDG 摄取,如何处理?

因为 B 超检查无法定位,术前无法行细针穿刺证实。乳腺癌已行改良根治性手术,而且切除了胸小肌。建议将来密切随访颈部淋巴结和术后辅助放疗应该包含锁骨上野。

查房问题 2:为什么 PET/CT 检查前考虑乳腺第 2 原发的可能性大?

该患者腹股沟多发肿大淋巴结较小,且质地软,转移可能性小。右腋窝淋巴结多发,质地硬,外院细胞学穿刺见到癌细胞。宫颈癌Ⅰb1 期,分期早,且很少出现跳跃式淋巴结转移。最重要的是乳房的体格检查发现了异常。该病例的最大难点,乳腺导管原位癌伴多灶微浸润,B 超和 PET/CT 检查均未显示异常,只有乳腺磁共振检查发现了异常。

查房问题 3:腹股沟淋巴结是宫颈癌的前哨淋巴结吗?乳腺癌何时发生腹股沟淋巴结转移?

宫颈癌最易转移到闭孔淋巴结。宫颈癌淋巴结转移顺序一般为盆侧壁淋巴结到髂总淋巴结,然后到腹主动脉旁淋巴结组,从腹主动脉旁淋巴结偶尔会通过胸导管转移至左锁骨上三角区淋巴结。有研究显示,宫颈癌的前哨淋巴结常位于髂内、髂外或闭孔淋巴结,少数位于髂总和腹主动脉旁淋巴结,报道中有 1 例患者的前哨淋巴结位于腹股沟淋巴结区。

乳腺癌淋巴结转移最常见为腋窝淋巴结转移。其次为锁骨上、内乳淋巴结转移。当转移的腋窝淋巴结较大、质硬、活动度差时,可能侵及并阻塞腋部淋巴管,致使脐以下腹壁浅层淋巴管的侧支吻合管扩大形成新的淋巴通路,左腋窝癌细胞可能借此淋巴侧支通路逆行至左侧腹股沟淋巴结。

查房问题 4:腋窝及腹股沟淋巴结同时发生转移,如何进行鉴别诊断?

结合该患者的病史,考虑:①宫颈癌淋巴结转移;②其他原发肿瘤淋巴结转移,如乳腺癌、结直肠癌、肺癌、外阴癌等;③淋巴瘤和造血系统恶性肿瘤的全身播散;④非恶性肿瘤所致的淋巴结肿大,如淋巴结炎、淋巴结结核、结节病、性病性淋巴结肿大、肉芽肿等。鉴别诊断的依据除有既往肿瘤病史外,应以病理诊断为"金标准"。

查房问题5：该患者的术后辅助药物治疗方案是什么？

根据该患者的术后病理免疫组织化学检查结果，该患者属于HER2阳性型乳腺癌，术后淋巴结转移个数＞4个，复发风险为高危，术后应该给予术后辅助化疗＋靶向治疗＋辅助放疗。推荐的治疗方案有AC序贯T＋曲妥珠单抗或TCH。

> 病例2：腋窝汗腺癌误诊为隐匿性乳腺癌
>
> CJP，女性，33岁。目前诊断：右侧腋窝汗腺癌。
>
> 患者因"发现右侧腋窝下肿块2年，手术切除1月"来我院就诊，患者2年前发现右侧上臂近腋窝处肿块，无任何不适，1月前出现瘙痒感，在外院行手术切除。术后病理检查示：浸润性或转移性低分化癌。2015.05外院PET/CT检查示：右侧乳腺结节灶，FDG代谢增高，不排除原发可能，右侧腋窝及右侧胸骨旁小淋巴结，转移可能。遂至我院就诊。2015.05我院磁共振成像（MRI）检查：右乳目前未见明确占位征象及异常强化，左乳外上片状均匀强化，考虑良性，BI-RADS：2。术后我院病理会诊示：右腋下浸润性癌，肿瘤位于真皮浅层至近皮下组织间，周边可见汗腺成分，结合病史要考虑来自皮肤附件可能（汗腺癌可能）。2015.06.08在我院行右侧腋窝淋巴结清扫术，术后病理检查示：淋巴结0/9。
>
> 体格检查：一般可，左侧颈后三角淋巴结直径＜1 cm，右侧腋窝下淋巴结2枚，直径＜1 cm，右侧乳房未扪及明显肿块。右侧上臂近腋窝处手术瘢痕，愈合可（见插图2-5）。

查房问题6：该患者术前是否考虑隐匿性乳腺癌？

隐匿性乳腺癌是指乳房内未扪及肿块而已有腋淋巴结转移或其他部位远处转移的乳腺癌，占乳腺癌中的0.3%～0.5%。原发病灶很小，往往位于乳腺外上方或其尾部，临床不易察觉。也有隐匿性乳腺癌定义腋淋巴结经病理证实为转移性腺癌,而临床体检和钼靶 X 线检查(有作者认为还应包括超声检查,甚至行 MRI 检查)在乳房里找不到原发病灶。腋淋巴结的病理检查、激素受体测定及乳腺摄片有助于明确诊断。女性的腋窝转移性腺癌首先应考虑乳腺来源,其次是肺来源。

若单根据患者术前病史及辅助检查,可考虑隐匿性乳腺癌诊断,但患者自诉术前肿块是皮肤上的肿块,肉眼可以看到肿块(见插图 2-5),而转移性腋窝淋巴结应位于皮下的脂肪间隙中。另外,该肿块所在的位置也不是腋窝淋巴结的常见位置。术后我院病理会诊提示:考虑来自皮肤附件可能(汗腺癌可能)。该病例提醒临床医生术前体检的重要性。

【实践3】 局部晚期乳腺癌病例(完整规范的本科检查)

女性,46 岁。诊断:右乳腺癌($cT_3N_3cM_0$,ⅢC 期)。

患者于 2013 年 6 月无意间扪及右乳外下方肿块,大小约 1.0 cm,未予重视,未治疗。后肿块逐渐增大至 7 cm,质硬,活动度差,与周围组织粘连,伴右乳乳头回缩凹陷及偏向,局部皮肤水肿明显,无橘皮样改变,无局部发红、皮温升高、破溃、浅表静脉曲张,无乳头溢液、糜烂、脱屑、结痂、瘙痒,无乳房疼痛。遂至我院就诊,我院 B 超(2014.04.14)检查示:双乳小叶增生,右乳巨大实质占位(BI-RADS:5,符合癌),右侧腋下、右侧锁骨上多发肿大淋巴结(转移可能)。我院钼靶(2014.04.16)检查示:右乳占位并有右乳皮肤增厚、乳头下陷,考虑恶性,BI-RADS:5;左乳散在多发小钙化灶,考虑良性,BI-RADS:2,右侧腋下淋巴结肿大。2014.04.09 我院行右乳肿块空心针穿刺活检病理检查:右乳浸润性癌,ER +(80%,强),PR +(80%,强),HER2 0,Ki-67 +30%。右侧锁骨上肿大淋巴结细针穿刺:见恶性肿瘤细胞,倾向腺癌。右侧腋窝肿大淋巴结细针穿刺示:见腺癌细胞。

查房问题 1：请完整、规范地描述该患者的本科检查。

乳房描述：双乳不对称，发育正常，右侧乳房外下象限扪及大小约 7 cm 肿块，质硬，活动度差，边界不清，表面欠光滑，无压痛，右侧局部乳腺皮肤水肿增厚，无橘皮样改变，未见 Cooper 征，无局部发红、皮温升高、破溃、浅表静脉曲张，右侧乳头回缩凹陷和偏向，无糜烂、脱屑及溢液。左侧乳腺未扪及肿块，表面皮肤正常，左侧乳头正常，无回缩、凹陷、糜烂、脱屑及溢液。

区域淋巴结描述：右侧腋下扪及多个淋巴结，最大直径 2 cm，质硬，融合在一起活动度差，边界不清，表面欠光滑，无压痛；右侧锁骨上扪及多枚淋巴结，最大直径 1 cm，质硬，活动度差，边界不清，表面欠光滑，无压痛；余左侧腋下及左侧锁骨上未扪及肿大淋巴结。

查房问题 2：乳腺癌的淋巴结转移有没有跳跃式转移？

淋巴结跳跃式转移常见于恶性淋巴瘤患者，乳腺癌的淋巴结转移呈跳跃式的仅占 3%，常见于多中心或多灶性的乳腺癌。

查房问题 3：引流区淋巴结穿刺的重要性是什么？

乳腺的引流区淋巴结包括腋窝淋巴结、内乳淋巴结、胸肌间淋巴结、锁骨下淋巴结及锁骨上淋巴结。该例患者需要做新辅助治疗，而在行新辅助治疗前一定要明确淋巴结是否转移，从而进行准确的 TNM 分期。因此，对该患者腋窝和锁骨上淋巴结都进行了细针穿刺检查。

3

辅助和实验室检查

3.1 如何解读乳腺癌 HER2 FISH 的检测报告

一般采用双探针标记 DNA,红色条状为 HER2,绿点为 17 号染色体的着丝粒。红色信号个数与绿色信号(即着丝粒)的比值即为结果,2013 年以前的判定标准为:>2.2 为阳性;1.8~2.2 可疑;<1.8 为阴性。

2013 年以后的判定标准为>2.0 为阳性。当比值<2.0 时,还必须结合单探针的情况,如每个肿瘤细胞平均 HER2 的拷贝数(即红色信号个数)>6,则应判定为阳性;若每个肿瘤细胞平均 HER2 拷贝数<4,则为阴性;介于 4~6 之间为不能判定。

3.2 BI‑RADS 系统如何理解

美国放射学会制定的乳腺影像报告和数据系统分为不定类别(0)和最终类别(1‑6)。其中,0:信息不完整,需要召回;1:未见异常;2:良性,建议随访;3:良性可能;4:考虑恶性病变,需要活检,缩短随访周期;5:高度怀疑恶性病变;6:病理证实为恶性。

BI‑RADS 系统不但适合用于乳腺 X 线和磁共振检查,现在乳腺的 B 超检查也有了相应的评估 BI‑RADS 系统。这样,便于临床医生和美国放射学及超声学家的相互交流。

3.3 如何区别乳腺癌骨转移和软组织转移（尤其是在骨转移形成实质性肿块的情况下）

通过观察肿块主体位置是位于软组织还是骨，可用来判定乳腺癌是软组织转移还是骨转移。当然，这也不是绝对的。

3.4 PET/CT 的标准化摄取值（SUV）在乳腺癌诊断中是否有价值

对于腔面（luminal）A 型或 B 型的患者，SUV 最大值有意义，尤其是>6.85，往往是腔面 B 型。我们对激素受体阳性的复发或转移性乳腺癌的研究结果显示，基线 SUV 最大值与转移部位数目和是否存在内在转移相关，转移部位数目越多，SUV 最大值越大，具有内脏转移的患者 SUV 最大值越大，并且 SUV 最大值能够预测无病生存率（PFS）和总生存率（OS）[1]。

3.5 发射型计算机断层摄影（ECT）检查和 PET/CT 检查对发现骨转移有何异同

乳腺癌是国内外最常见恶性肿瘤之一，其骨转移发生率，国外报道为 57%～73%，国内报道为 69%～78%。ECT 是检测成骨细胞活性，成骨性骨转移部位吸收更多放射性核素，而成骨前需要先破骨。全身骨 ECT 显像剂为 ^{99m}Tc - MDP，用于骨显像辐射剂量小，敏感性高，在 X 线检查骨转移之前 13 个月即可能有阳性发现，其敏感性较 X 线检查

---

① 1. Zhang J, Jia Z, Ragaz J, et al. The maximum standardized uptake value of 18 F - FDG PET scan to determine prognosis of hormone-receptor positive metastatic breast cancer [J]. BMC Cancer. 2013,13:42.

2. Zhang J, Jia Z, Zhou M, et al. The SUVmax for (18) F - FDG correlates with molecular subtype and survival of previously untreated metastatic breast cancer [J]. Clin Nucl Med. 2013,38(4):256 - 262.

高 50%～80%,故作为骨转移的初筛选诊断意义超过 X 线检查或 CT 检查,其缺点是非特异性,不能以它定性,必须与 X 线平片或 CT 检查,来区分良性(包括老年性骨代谢异常)或恶性病变。ECT 出现同位素摄取的弥漫性增高,或者高度溶骨性病变或者病变很小时容易误判。

而 PET/CT 检测的是^{18}F-FDG 摄取的情况,反映的是破骨细胞活性,对于以破骨为主的骨转移的筛选诊断相对更为敏感。

3.6 EGFR 突变检测方法中测序法和 ARMS 法有何区别

ARMS 法即扩增不应突变系统(amplification refractory mutation system,ARMS)。其技术原理是在 DNA 序列一端的可能点突变处设计两个引物,突变位点位于引物的 3′末端,一个相应于正常等位基因序列引物,一个相应于突变基因等位序列引物,再在 DNA 另一端设计一个共同引物,从而用聚合酶联反应(PCR)对突变基因进行检测,因此也叫等位基因特异性 PCR。

ARMS 法检测 EGFR 突变更加敏感。测序法敏感性约 90%,而 ARMS 法近 99%(表 3-1)。

表 3-1 ARMS 法与测序法在检测 EGFR 突变中的比较

检测方法对比项目	测序法	ARMS 法
敏感度	10%～30%	1%
FFPE 标本成功率	低	高
检测流程	复杂漫长	简单快速
数据分析要求	高	低
假阳性机会(交叉污染)	多	少
假阴性机会	多	少
仪器成本	高	低
商用试剂盒	无	有
试剂成本	低	略高

注:FFPE,甲醛(福尔马林)固定石蜡包埋的方法处理(formalin-fixed and parrffin-embedded,FFPE)

3.7 肿瘤诊断中几个常见的免疫组化检查结果对诊断有何提示

肿瘤诊断中几个常见的免疫组化检查结果对诊断的提示如表3-2所示。

表 3-2　常见免疫组化指标对肿瘤诊断的提示

诊　　断	CK	S-100	vimentin	LCA
癌	+	-	-	-
间皮瘤,滑膜肉瘤,上皮样肉瘤	+	-	+	-
黑色素瘤,脂肪肉瘤,软骨肉瘤	-	+	+	-
淋巴瘤	-	-	+	+
大细胞间变淋巴瘤	+	-	-	+
人工假象	+/-	+/-	+/-	+/-

注:CK:cytokeratin,细胞角蛋白;S-100:一种酸性钙结合蛋白;vimentin:波形蛋白;LCA:leukocyte commonantigen,白细胞共同抗原

3.8 何为前列腺癌的 Gleason 评分

Gleason 评分依据分化程度对 5 种不同生长方式依次给予 1~5 分:1 分为分化最好,表现为独立的腺体结构,5 分为分化最差,表现为腺体结构完全丢失。Gleason 评分由肿瘤组织内最常见和次常见癌组织结构的评分总和。例如,Gleason 4+3 则差于 Gleason 3+4。而且移行带的肿瘤 Gleason 评分往往高于外周带的前列腺癌。

3.9 哪些乳腺癌患者需要行发射型计算机断层摄影(ECT)检查

并不是所有乳腺癌患者都需要进行骨 ECT 检查。推荐 ECT 检查用于乳腺癌患者出现骨疼痛、骨折、碱性磷酸酶升高及高钙血症等

可疑骨转移的常规初筛诊断检查。

3.10 21-gene Oncotype Dx 检测适用于哪些乳腺癌患者

该检测适用于 ER 和(或)PR 阳性，HER2 阴性且淋巴结阴性的绝经后乳腺癌患者，用于判定患者是否需要进行辅助化疗。但是现在有适应证扩大的趋势，如淋巴结 1～3 个阳性的患者和绝经前患者。

3.11 PET/CT 检查需要注意的问题及其假阳性、假阴性结果

（1）假阳性：①局部或全身感染性病灶，如结核病、化脓性疾病、真菌及分枝杆菌感染、结节病、风湿性结节等。②非特异性炎性病灶，如嗜酸性肉芽肿、慢性胰腺炎、甲状腺炎、食管炎、胃炎及肠炎、非特异性淋巴结炎等。③一些良性肿瘤可不同程度摄取 FDG，如垂体腺瘤、肾上腺腺瘤、甲状腺滤泡状腺瘤、Warthin 瘤等。④手术、放疗或化疗等影响，如手术后炎症、活检、放射性肺炎、化学治疗后骨髓增生或胸腺增生；淋巴瘤患者单独化疗后的炎症反应可持续 2 周，放疗或放化疗后则可持续 2～3 个月或更长。为最大限度地降低这些可能因素对结果分析的影响，PET 扫描应在治疗结束至少 3 周后进行，6～8 周更佳。⑤生理性摄取与伪影。⑥其他，如冬眠心肌、大动脉炎、褐色脂肪等；应用造血生长因子治疗后，常常出现骨髓弥漫性摄取增加。

（2）假阴性主要见于：直径<8～10 mm 结节、原位癌、细支气管肺泡癌、类癌、富黏液成分的肿瘤（如胃癌）、高分化肝细胞肝癌、肾脏透明细胞癌、前列腺癌、低级别肿瘤（如Ⅰ～Ⅱ级星形细胞瘤等）、成骨性和骨硬化性骨骼转移肿瘤、神经内分泌肿瘤（尤其是高分化肿瘤）、近期曾给予大剂量的类固醇激素治疗、肿瘤坏死、高血糖症、高胰岛素血症等。

行 PET/CT 检查需要注意的问题为：①典型的 FDG 高亲和性恶性淋巴瘤:弥漫大 B 细胞性淋巴瘤、霍奇金淋巴瘤、滤泡性淋巴瘤、套细胞性淋巴瘤。②局部晚期乳腺癌和转移性乳腺癌效果好，原发灶和腋下淋巴结效果差。对内乳和纵隔淋巴结显示好。③有资料显示,临床淋巴结阴性的早期乳腺癌,PET/CT 阳性可以免除前哨淋巴结活检(SLNB)。④肿瘤标志物升高者敏感性好。⑤接受新辅助化疗的患者,与基线比较,1 个疗程后 SUV 下降 50%～60%者易达完全缓解。⑥PET/CT 阳性是任何局灶性 FDG 摄取量高于纵隔摄取量。

3.12 乳腺癌在免疫组化 HER2 ＋～＋＋中,荧光原位杂交(FISH)阳性比例有多少

免疫组织化学(IHC)＋的患者 FISH 阳性率<2%,但是具有一些高危因素的患者,如分级为 3 级,阳性率可高达 13%。另外,IHC ＋＋的患者,FISH 阳性率达 18%～44%以上,IHC ＋＋＋患者 FISH 阳性率在 75.2%～95.9%。

3.13 如何正确阅读病理报告中的 ER、PR 检测结果

激素受体阴性定义为<1%肿瘤细胞阳性,并且作为内对照的正常乳腺上皮必须阳性。如果没有内对照,则应评定为无法判读,同时应选择有内对照的组织重新做。1%～10%肿瘤细胞染色定义为激素受体弱阳性;>10%肿瘤细胞染色则定义为激素受体阳性。根据既往发表的文献综述,约有 20%的 ER 测定是不准确的。

ER－且 PR＋的检测结果约占所有乳腺癌的 3%,换用新的抗体和采用新的标准操作流程后该亚组的比例进一步下降。有文献提示该亚型仅仅占 0.8%。一般在临床上如果这种亚型,临床医生应该和病理科医生及时沟通,最好重新检测或请另外一位病理科医生再次判读。

　　某些特殊病理亚型也有助于我们判定免疫组化的质量。特殊病理亚型的乳腺癌 ER 阳性率如下：小管癌为 100%，小叶癌为 70%～95%，黏液癌近 100%；组织学分级 I 级为 100%，Ⅱ 级为 75%。髓样癌和化生性癌均为 0。

临床具体实践

乳腺癌胸壁复发的诊疗

　　女性,56 岁。诊断:右乳腺癌术后($pT_2N_1M_0$，Ⅱ b 期),肺、淋巴、骨转移,胸壁复发。

　　2007.11.28 行右乳腺癌改良根治术。术后病理:肿瘤位于内上象限,大小约 3.5 cm×3 cm,右乳浸润性导管癌,Ⅱ 级,淋巴结 1/13,ER+（1%～10%，中）,PR-（<1%）,HER2+。术后行多西他赛＋表柔比星(表阿霉素)＋环磷酰胺化疗 6 个周期。2014.07.03 胸部 CT 检查:右胸壁转移瘤,纵隔受侵犯,右腋窝淋巴结转移,右肺水平裂区外带结节转移,左斜裂上端小结节随访,纵隔淋巴结转移。2014.07.22 开始予以紫杉醇单药化疗,2、4 及 6 周期后疗效评价为部分缓解(PR)(见插图 3-1、3-2)。

　　查房问题 1：如何区别乳腺癌胸壁病变是局部复发还是远处转移？

　　一般认为,如果胸壁病灶的部位位于患侧手术野或胸壁放疗野内,伴或不伴有向外的直接蔓延,则认为是局部复发,除此之外,应考虑为远处转移。区分胸壁病灶是转移还是局部复发的意义主要在于协助判断是否能够通过局部手术或放疗达到第 2 次根治的效果。

　　查房问题 2：乳腺癌治疗后出现胸壁病灶的治疗原则是什么？

　　无论是乳房保乳术后复发还是乳房切除术后复发,均需要多学科评估和治疗,以最大限度优化治疗原则。目的在于一方面有效地控制局部疾病;另一方面尽可能地减少或延迟再次复发或者远处转移的发生。胸壁结节可切除者,推荐局部广泛切除。但是单纯手术切除的后续再次复发率可达 $60\%\sim75\%$,放射治疗可以显著降低再次复发率,是局部区域性复发患者综合治疗的主要手段之一。最新进展提示第 2 次辅助化疗是有价值的。当然该患者因为有同时伴有肺和骨转移,已经不适合行根治性切除。弥漫性复发或转移的患者需要先行全身治疗,根据局部病变的退缩情况并排除其他部位转移后再行胸壁和区域淋巴结放疗。

肿瘤诊断

4.1 乳腺癌中化生性癌的分类及对治疗的影响

乳腺癌中化生性癌分为纯上皮化生和上皮-间叶混合性化生。纯上皮化生包括鳞状细胞癌、伴有梭形细胞化生癌、腺鳞癌和黏液表皮样癌。上皮-间叶混合性化生形态多样,上皮成分表现为浸润性癌,间质出现各种异源性成分。当上皮-间叶混合性化生癌出现单个肝转移的时候,根据单克隆的原则,需要鉴别从哪种细胞成分起源,是上皮性或者间叶性,还是混合性可能。根据不同起源采用相应化疗方案。

4.2 如何鉴别乳腺分叶状肿瘤的性质

乳腺分叶状肿瘤由基质和上皮两种成分组成,镜下可见丰富的间质细胞呈叶片状突入上皮裂隙(表4-1)。

表4-1 乳腺分叶状肿瘤良恶性的鉴别

分 类	良 性	交界性	恶 性
间质细胞丰富程度	中等	中等	显著
核分裂象	少	中等	多(>10/10HPF)

续　表

分　类	良　性	交界性	恶　性
边界	清楚,膨胀性生长	中等	浸润性生长
间质	分布均匀,轻度多形性	分布不均,中度多形性	过度生长,显著多形性,且可见异源性分化

4.3　男性乳腺癌治疗方法与女性有何区别

（1）男性乳腺癌占所有乳腺癌的 1％,其中腔面型（Luminal 型）占 90％。

（2）男性乳腺癌位于乳晕区,与分期相关的预后并没有性别差异。

（3）往往伴有男性乳腺发育和前列腺增生。

（4）病理类型中实性乳头状癌发生率高。

（5）总体来说,治疗原则与绝经后女性乳腺癌相似。雄激素受体（AR）的阳性率达到 95％,睾丸切除术有效,有效率为 32％～67％。Willian 等发现雌激素受体水平与睾丸切除术后症状缓解之间似无明显关系。因此,雌激素受体（ER）情况并不能作为睾丸切除术的指征。

（6）双侧肾上腺切除术：1952 年,Huggins 和 Bergenstal 等首次将肾上腺切除术应用于晚期男性乳腺癌的患者,取得显著疗效。以后许多学者对此进行相继报道,并且此法被推广应用。1984 年,Patel 行双侧肾上腺切除术＋睾丸切除术缓解率达 80％,缓解期为4～30 个月。究其原理,认为双侧肾上腺切除术＋睾丸切除术可消除肾上腺雄激素的产生,切断了体内雄激素和雌激素的主要外周来源。因此,肾上腺切除术可作为睾丸切除术后治疗失败的二线内分泌疗法。

（7）雌激素受体阳性的男性乳腺癌使用他莫昔芬的有效率高达81%。芳香化酶抑制剂在男性乳腺癌患者只能阻断50%～70%的雌激素生成。因此,疗效没有他莫昔芬好。他莫昔芬的不良反应在男性较大,导致21%患者停药,而女性只有4%。

（8）芳香化酶抑制剂须与促黄体生成素释放激素类似物（LHRHa）一起用,原因是雌激素由雄激素转化而来,单用芳香化酶抑制剂可能导致卵泡刺激素（FSH）和雄激素水平升高而造成耐药。因此,对于体内雄激素水平未受到抑制的患者,2009年NCCN指南不推荐单独使用芳香化酶抑制剂。

4.4 咽淋巴环淋巴瘤的临床特征

咽淋巴环起源的淋巴瘤,扁桃体占73.9%;鼻咽部占22.7%。多数为黏膜相关组织淋巴瘤容易发生膈下转移或者累及胃肠道,需要行胃镜检查。纵隔淋巴结转移不多见。

4.5 为何乳腺癌会出现腹腔内转移

乳腺癌淋巴引流有一条Gerota通路:乳房深部淋巴网可沿腹直肌鞘膜和肝镰状韧带向膈下和腹膜下淋巴结丛引流。因此,临床上可观察到复发或转移性乳腺癌患者的心膈角淋巴结肿大、腹腔淋巴结肿大。浸润性小叶癌相对于浸润性导管癌更易发生腹腔内转移。

4.6 横纹肌肉瘤的分类

横纹肌肉瘤是指起源于横纹肌细胞或向横纹肌细胞分化的间叶细胞的一种恶性肿瘤,儿童多见。分为:①胚胎型,年龄多<8岁;②腺泡型,多见于青春期男性;③多形性,见于成人,多诊断为梭形细胞肿瘤。恶性程度为腺泡型＞胚胎型＞多形性。主要通过血道和淋巴道转移,多见于肺、骨、肝、胸膜等部位转移。

4.7　乳腺癌存在多个结节如何进行 T 分期

　　T 分期一般以较大肿块最大径为依据。如两个肿瘤有融合的情况，包括原位导管癌（DCIS），则将两个肿块的联合直径作为 T 分期依据。最近发表的文献强调全身治疗的选择主要取决于浸润性癌的大小。

4.8　分泌型乳腺癌的特征

　　乳腺分泌型乳腺癌（secretory carcinoma，SC）是一种极少见的肿瘤，约占乳腺癌的 0.15％，肿瘤起源至今没有定论。具有特征性的 ETV6 - NTRK3 融合基因。开始称为"幼年性乳腺癌"，后来发现任何年龄均可发病，又发现肿瘤细胞内外有高碘酸-希夫染色（PAS）阳性嗜酸性分泌物质的特点，将其更名为乳腺分泌型癌。病理形态表现为癌细胞异型性小，出现微囊结构，癌细胞产生大量分泌物，具有高分泌性和相对惰性的生长方式。SC 需要与腺泡细胞癌（acinic cell carcinoma，ACCA）、囊性高分泌性癌（cystic hypersecretory carcinoma，CHC）和浸润性导管癌鉴别。ER/PR 多阴性，HER2 也多阴性，Ki67 较低，预后良好，但无乳头溢液症状。具有独特的组织结构和免疫组化特征，预后好于其他浸润性乳腺癌。因肿瘤病史较长、边界较清，故临床较易误诊为良性肿瘤。分泌型乳腺癌往往位于乳腺中央区，主要治疗是局部广切。是否需要行术后放疗，尚无定论。

4.9　肝转移病灶是否可行肝动脉化疗栓塞术治疗

　　肝脏有两套血供系统，肝动脉和门脉系统。肝动脉化疗栓塞术（TACE）适用于肿瘤的主要血供是来自于肝动脉系统的肿瘤。原发性肝癌的 TACE 治疗的疗效较好，但大部分肿瘤肝转移的血供来自门静脉，故不推荐，但是有小部分肝转移类似肝癌主要由肝动脉供血，如类癌。

4.10 子宫肉瘤的病理学分类

子宫肉瘤的病理学分类为：①子宫平滑肌肉瘤：多为低分化或未分化肉瘤；②癌肉瘤：以癌为主，分化很差，伴肉瘤化生的内膜癌，是癌失分化的结果，以淋巴结转移为主，对铂类药物敏感，需要行淋巴清扫和术后辅助化疗。③子宫内膜腺肉瘤：预后较好，无须行淋巴结清扫，若激素受体阳性可以考虑内分泌治疗（表4-2）。

表4-2 子宫肉瘤的病理学分类

妇科肿瘤学组（GOG）	WHO (2003)	NCCN (2009)
平滑肌肉瘤	平滑肌肉瘤	平滑肌肉瘤
子宫内膜间质肉瘤		
低度恶性子宫内膜间质肉瘤	子宫内膜间质肉瘤	子宫内膜间质肉瘤
高度恶性子宫内膜间质肉瘤	未分化子宫内膜肉瘤	（高度恶性）未分化肉瘤
混合性同源性苗勒管肉瘤	癌肉瘤	
混合性异源性苗勒管肉瘤		
其他	其他（横纹肌肉瘤、血管肉瘤、脂肪肉瘤等）	单纯异源性肉瘤

4.11 为何有些患者接受内分泌治疗后1个月内有症状加重的情况

此种情况可以解释为tumor flare现象，即肿瘤"反跳"现象，表现为临床症状加重和肿瘤标志物升高[乳腺癌的糖抗原15-3（CA15-3），前列腺癌前列腺特异性抗原（PSA）]。乳腺癌和前列腺癌内分泌治疗后均有可能出现，说明对内分泌治疗反应较好，往往提示预后好，因此不能停药。

4.12　小细胞肺癌和肺神经内分泌肿瘤有何区别

小细胞肺癌为分化差的神经内分泌癌,肺类癌和大细胞神经内分泌癌也属于神经内分泌肿瘤。此外,其他病理类型的肺癌,如腺癌、鳞癌有时也具有神经内分泌特点。但是基于小细胞肺癌的临床特点,治疗和预后与其他类型的神经内分泌肿瘤显著不同而未归为一类。

4.13　为何会产生副瘤综合征

副瘤综合征是由肿瘤间接产生的,可能的机制为:①内分泌腺来源的肿瘤产生过量的激素;②肿瘤本身分泌的异位激素;③肿瘤促使正常细胞分泌过量的生物活性蛋白;④肿瘤本身分泌生物活性蛋白;⑤肿瘤引起的自身免疫反应。

4.14　类癌综合征也是一种副瘤综合征吗

是的。因为其主要发生在类癌,所以命名为类癌综合征。主要表现为:皮肤潮红;小肠运动功能亢进所致的腹泻;气急,类似哮喘发作等症状。主要发病机制是由于类癌产生 5-羟色胺、血管舒张激肽、肾上腺皮质激素等血管活性物质引起。

4.15　何为隐匿性乳癌

隐匿性乳癌是指乳房内未扪及肿块而已有腋淋巴结转移或其他部位远处转移的乳腺癌,占乳腺癌中 0.3％～0.5％,原发病灶很小,往往位于乳腺外上方或其尾部,临床不易察觉。也有隐匿性乳腺癌定义腋淋巴结经病理检查证实为转移性腺癌,而临床体检和钼靶 X线(有作者认为还应包括超声检查,甚至须行 MRI 检查)在乳房里找不到原发病灶。但是有些患者在根治性手术的乳腺标本中,也找不到原发灶。

腋淋巴结的病理检查、激素受体测定及乳腺摄片有助于明确诊断。女性的腋窝转移性腺癌首先考虑乳腺来源,其次是肺来源。这类患者应该常规行乳腺 MRI 检查。甲状腺转录因子 1（TTF‒1）、PE10、Napsin A 是肺腺癌的标志,巨囊性病液体蛋白（gross cystic disease fluid protein，GCDFP）、mammoglobin、ER/PR 是乳腺癌的标志。但 GCDFP 阴性不能排除来自乳腺。

治疗:如果排除其他部位为原发病灶的部位,应按隐匿性乳腺癌处理。因为以后随访中有 50% 乳腺原发灶要出现,所以处理同一般乳腺癌。

4.16 用于药物疗效预测的生物标志物的阳性值是如何确定的

主要是看临床疗效,找到一个临界点,把有效和无效患者尽可能分开。再结合药物不良反应情况和药物经济学进行综合判定。如内分泌治疗的药物不良反应较小,乳腺癌辅助治疗时只要针对 ER 或 PR 有 1% 的肿瘤细胞染色时即判定为阳性。而针对 HER2 的分子靶向治疗,需要 10% 以上的肿瘤细胞完整均匀的强着色,才判定为阳性。

4.17 细胞学检查的缺陷

细胞学诊断时应寻找组织碎片、细胞群、细胞团和单个细胞的形态结构及彼此关系作为依据。虽然细胞未经脱水、包埋、切片的处理,细胞结构清晰可辨,但是观察不到组织结构关系,致使在诊断上有时产生片面性和局限性。

（1）取材不满意则降低诊断的敏感性:如收集的痰液并非患者从肺深部咯出则不能找到癌细胞。食管拉网充气不足就摩擦不出癌细胞。

（2）肿瘤分化的影响：如高分化肿瘤仅获取少许细胞成分，则诊断为不典型增生、原位癌或不能做出诊断报告。低分化肿瘤容易明确恶性，但如何鉴别组织类型非常困难，如无法区分淋巴瘤、恶性黑色素瘤和低分化腺癌。

（3）有些细胞虽然是良性改变，但某些特征形似恶性，给诊断带来麻烦。例如，不典型增生细胞、组织修复细胞和某些良性改变细胞的影响，致使造成假阳性诊断。

（4）肿瘤细胞退变的影响：恶性肿瘤生长迅速，往往发生变性和坏死。涂片中有时仅见坏死物、退变细胞碎片和退化性改变的细胞，结果不能明确诊断。

4.18　临床上增生、化生、不典型增生有何区别

（1）增生（hyperplasia）：是指某种细胞数量上的增多，往往伴有细胞体积增大，通常称为肥大。它表现在各种不同的组织受到某些因素刺激后（如化学、物理或微生物），局部组织的反应性增生，在表皮往往显示局部上皮增厚，在淋巴组织往往显示有淋巴细胞或淋巴滤泡的增生，是局部组织对某些刺激的反应，属于良性增生，是可复性的。

（2）化生（metaplasia）：是指细胞或组织，在某些因素刺激下转变成另一种同源性质的组织或细胞，腺上皮可以变成鳞状上皮，纤维结缔组织可变为骨组织等。一般认为，它们只能在同一胚叶中转化。例如，上皮组织只能化生为上皮组织，间叶组织可化生成骨及软骨等。化生是机体对外来刺激的一种保护性反应，它对机体有利的一面是抗拒外来刺激，不利的一面是化生后局部有可能失掉原有功能。

（3）不典型增生（atypic hyperplasia）：又称为异型增生、间变（anaplasia）等。不典型增生不但表现为细胞数量的增多，而且表现细胞的异型性，主要表现为核增大，而且表现细胞的异型性，主要表现为核增大，核染质增多，核分裂增多等。不典型增生是一种肿瘤性

增生,属癌前病变,在某些因素作用下,很容易变成癌症。

4.19 临床诊断肿瘤时询问病史应注意哪些症状

(1)肿块:肿块是导致患者就诊的常见原因,既可能是原发病灶,也可能是肿瘤转移灶或受侵犯而肿大的淋巴结。位于或邻近体表及软组织中的肿块易于被患者发现和扪及,位于腹腔脏器的肿块在体积较大时也可扪及。

(2)出血:出血也是肿瘤的常见症状,为肿瘤破溃或侵蚀邻近血管所致,如肺癌可出现咯血;消化道肿瘤出现便血或呕血;泌尿道肿瘤出现血尿;女性生殖系肿瘤出现阴道出血;鼻咽部肿瘤出现涕血等。咯血呈鲜红色,往往提示出现位置靠上面,可能是咽喉部出血;呈暗红色,往往提示肺部出血。便血呈鲜红色伴有肛门口疼痛,往往提示肛门痔疮出血;呈暗红色或柏油样,往往提示上消化道出血。鼻咽部肿瘤出血的特征性表现是先吸进去,后吐出来的回缩性血涕。

(3)疼痛:肿瘤本身一般无疼痛,故难以早期发现。中、晚期肿瘤多伴有疼痛,多为难以忍受的持续性钝痛或隐痛。导致疼痛原因主要为:肿瘤生长到一定体积后使实质性脏器包膜膨胀紧张(如肝癌);侵犯疼痛敏感组织(如胸膜、骨组织等);侵犯或压迫邻近神经根、神经丛和神经;由压迫或阻塞导致空腔脏器梗阻(如肠梗阻等)。

(4)阻塞、压迫症状:根据肿瘤阻塞、压迫的部位不同,可出现相应症状。上呼吸道及气管受累可出现呼吸困难;食管受累可出现吞咽困难、进食梗阻感;肠道受累可出现腹痛、腹胀、呕吐等肠梗阻症状;胆道受累可出现黄疸;泌尿道受累可出现少尿或无尿;上腔静脉受累可出现头颈部和双上肢肿胀(上腔静脉阻塞综合征);喉返神经受累出现声音嘶哑,喝水发生呛咳,而吃饭无呛咳;脑组织受压可出现相应定位症状(失语、偏瘫等)和颅内高压症状。

(5)刺激症状:肿瘤侵犯局部组织出现相应的刺激症状;肺癌累及支气管黏膜可出现剧烈咳嗽,膀胱癌可出现尿频、尿急和尿痛,直肠、肛管肿瘤可出现里急后重。

（6）器官功能障碍：器官受累可出现相应功能障碍。消化系统肿瘤可导致消化、吸收功能障碍，骨、关节受累导致运动功能障碍，骨髓受侵犯导致造血功能障碍。

（7）发热：发热是肿瘤常见全身症状。部分肿瘤可产生内源性致热原，或由于肿瘤坏死、出血产生的降解产物吸收导致发热。这类肿瘤本身原因导致的发热可称为癌性发热，常见于恶性淋巴瘤、肾癌和肝癌等。此外，肿瘤患者由于免疫功能降低，肿瘤侵犯导致组织破坏、溃疡，肿瘤压迫、阻塞导致分泌物排除不畅等，常反复出现感染，导致发热。

（8）消瘦：常见于消化系统肿瘤和各类晚期肿瘤。

（9）副瘤综合征：部分肿瘤可异常产生一些生物活性物质，出现相应的临床症状，称为副瘤综合征或肿瘤伴随综合征，如肥大性骨关节病、肌无力综合征、异位内分泌综合征等，常见于肺癌、胰腺癌、肾癌和肝癌。

4.20　肿瘤标志物有哪些分类

肿瘤标志物可以来源于肿瘤，也可以由患者对肿瘤的反应而产生。现已发现的肿瘤标志物有肿瘤特异性及相关抗原、激素、受体、酶和同工酶、癌基因及其产物等40多种，但是没有一种是绝对特异性的。根据肿瘤标志的来源、分布及其与肿瘤的关系，也可将肿瘤标志物分为以下5类。

（1）原位性肿瘤标志：细胞癌变时，细胞内某些物质含量增加，可作为反映肿瘤存在的标志，如本周蛋白，前列腺特异抗原等。

（2）异位性肿瘤标志：一些细胞癌变后，产生一些细胞原来不产生的物质。这些物质与体内原位产生的物质具有相似或相同的结构和功能，对这些物质的检测可帮助肿瘤的诊断，如神经元特异性烯醇化酶（NSE）等。

（3）胚胎性肿瘤标志：胚胎时期的某些物质在机体的发育、生长过程中逐步减少并消失。这些胚胎性和胎盘性物质在某些肿瘤可以重新表达，成为有用的肿瘤标志，如甲胎蛋白（AFP），癌胚抗原（CEA）等。

（4）病毒性肿瘤标志：某些病毒与肿瘤的发生有关，在一些肿瘤中检测到肿瘤病毒相关物质的存在，如 HB 病毒（肝癌）、EB 病毒（鼻咽癌和淋巴瘤）、HP 病毒（宫颈癌和口咽部肿瘤）等，这些病毒相关抗原的抗体可作为肿瘤标志物。

（5）基因标志肿瘤的发生与一些基因异常有关，如癌基因的激活和抑癌基因的失活。这些基因的改变是肿瘤的重要标志，如 ras 基因的产物 P21 表达越多，其标志肿瘤的恶性程度越高。

4.21　为何乳腺癌有分子分型

根据各种基因表达谱不同，预后和治疗方式不完全一样，内在固有的分子分型比一般的病理分型更加有指导意义。目前，乳腺癌分子分型为：腔面型（包括 Luminal A、Luminal B）、HER2 阳性、基底细胞样和正常乳腺样型。临床上常用近似替代的分子分型为：腔面 A 型、腔面 B 型、HER2 阳性、三阴性。根据乳腺癌 ER、PR、HER2、Ki－67、CK5/6、CK14、CK17 的表达情况，乳腺癌分子分型分为 4 个亚型。

（1）腔面型：

1）Luminal A：ER＋，PR＋＞20％，Ki－67＜14％（或＜20％，低表达），HER2 阴性——单纯内分泌治疗。

2）Luminal B：ER＋和（或）PR＋，Ki－67＞14％（高表达），HER2 阴性——内分泌＋化疗；ER＋和（或）PR＋，Ki－67 任何状态，HER2 阳性——内分泌＋化疗＋靶向治疗。

（2）HER2 阳性型：ER－，PR－，HER2 阳性，Ki－67 任何状态——化疗＋靶向治疗。

（3）基底样型：ER、PR、HER2 均阴性，CK5/6 或 CK17 或

CK14＋,EGFR＋/－——化疗。

（4）正常乳腺样型：ER、PR、HER2、CK5/6、CK17、CK14、EGFR 均为阴性——目前尚缺乏针对性治疗。

Ki－67 的检测还存在很多问题：Ki－67 的表达不一致,有均匀分布,也有不均匀分布,表现为热点,热点可以在肿瘤的周边位置,也可以出现在中心位置。检测结果的报告也有 2 种方式,取平均值和仅仅报告热点位置的数值。我院采用的是平均值 Ki－67 的表达不一致,有均匀分布,也有不均匀分布,表现为热点。热点可以在肿瘤的周边位置,也可以出现在中心位置。检测结果的报告也有 2 种方式:取平均值和仅仅报告热点位置的数值。我院采用的是平均值。

4.22 ER 阳性如何影响内分泌治疗的选择

目前美国病理学会(CAP)将 ER 表达＞1％判定为阳性,以前为＞10％,而 1％～10％的患者比例占 2％～3％,目的是让这些患者不要失去内分泌治疗的机会。

但是有研究提示 ER 在＜1％,1％～5％,6％～10％的 3 组 3 年的总生存率(OS)和无复发生存率(RFS)都是相近,故对于三阴性乳腺癌来说,ER 和 PR 均＜10％也是可以接受的诊断标准。早期三阴性乳腺癌临床试验均采用此标准。

4.23 三阴性乳腺癌有什么特点

一般所说的三阴性乳腺癌是指三阴性导管癌,病理上仍比较混杂,其中 80％左右为基底细胞样乳腺癌,预后均很差。

临床特点为：①患者年轻；②早期转移；③进展快；④ EGFR,CK5/6 阳性。三阴性乳腺癌转移部位:肺 40％；肝 20％；脑 30％；骨 10％。而非三阴性乳腺癌转移部位:肺 20％；脑 10％；肝 30％；骨 40％。转移性乳腺癌中单有骨转移而无其他部位转移是非常少见的。

一些特殊类型的三阴性乳腺癌,如髓样癌、化生性癌和腺样囊性癌预后均较好。

4.24 嗜血细胞综合征如何诊断

嗜血细胞综合征可分为原发性和继发性。一般认为,2 岁前发病者提示原发性可能性大,8 岁后发病者则提示继发性的可能性大,2～8 岁发病者则根据临床表现进行判断。病因可为感染、肿瘤、免疫介导性疾病等,病情凶险,病死率较高。发病机制为:①免疫调节障碍;②淋巴和单核因子持续产生;③遗传因素;④单克隆性 T 细胞增殖。诊断标准:①发热超过 1 周,T>38.5℃;②肝脾大伴血细胞计数减少,累计 2 个及以上细胞系;③血细胞减少(外周血中二或三系细胞减少),其中血红蛋白<90 g/L,血小板计数<100×10⁹/L,中性粒细胞计数<1.0×10⁹/L;④高三酰甘油血症和(或)低纤维蛋白原血症;⑤骨髓、脾或淋巴结可见噬血细胞但无恶性表现;⑥天然杀伤(NK)细胞活性降低或消失;⑦铁蛋白≥500 μg/L;⑧可溶性白细胞介素(IL-2)受体 CD25≥2 400 U/ml。上述 8 条诊断标准中满足 5 条即可考虑诊断。

4.25 乳腺 Paget 病是何种病变

乳腺 Paget 病的病变主要在乳头或乳晕的鳞状上皮内,乳头下方常合并有乳腺导管内癌或浸润性癌。该病的本质是腺癌,临床呈湿疹样,称为湿疹样乳腺癌。Paget 病还可有乳腺外的病变,主要位于会骨骼、外阴、肛周或阴囊等处。

4.26 为什么有时候抗雄激素药物停用后,前列腺癌患者的前列腺特异性抗原反而下降

这种现象称为抗雄激素药物撤退综合征。有一部分前列腺癌患者在停用抗雄激素药物治疗后,前列腺特异性抗原(PSA)和病灶改善,但仅能持续 3～5 个月,这里是指仅仅撤除抗雄激素药物,并非停

止雄激素剥夺治疗。可能的原因：雄激素受体在抗雄激素药物长期压力下出现突变，编码出特异的雄激素受体，撤退抗雄激素药物反而可以激活其下游信号通路。

4.27 三阴性乳腺癌的特殊类型有哪些

三阴性乳腺癌除了我们常说的浸润性导管癌，还包括化生性癌、髓样癌和腺样囊性癌。

（1）髓样癌：此型较少见，占浸润性导管癌的 5% 左右。瘤体可达巨大体积，切面灰白色，中心部常有坏死。切片见癌细胞较多，体积也较大，排列紧密，索、片状分布；细胞间纤维间质甚少。临床特点是肿块较大，质地较软，易发生溃疡；肿瘤分化差，核分裂象多，但较浸润性导管癌预后好。纯髓样癌受体是阴性的。如果是浸润性导管癌具有髓样癌的特征应该按浸润性导管来进行治疗。一般认为髓样癌较常见的浸润性导管癌预后好，根据既往的报道，髓样癌 10 年生存率为 50%～90%，但也有人对此质疑，可能跟诊断标准不同有关。现认为病理亚型预后好与它的肿瘤基质内肿瘤浸润性淋巴细胞（sTIL）较多有关。

（2）腺样囊性癌（adenoid cystic carcinoma，ACC）：占乳腺癌不足 0.1%，其细胞起源不清。组织学类型与发生在唾液腺的腺样囊性癌相同，但其少见腋窝淋巴结转移及远处转移，预后相对于乳腺的三阴性浸润性导管癌和唾液腺的腺样囊性癌均较好。影像学表现报道较少，无特征性表现。乳房根治术是治疗腺样囊性癌的主要方法。术后辅助治疗存在争议。

（3）乳腺化生性癌（乳腺肉瘤样癌）：是一种与化生有关的乳腺癌。肉瘤样成分是癌细胞发生发展过程中异向分化（化生）的结果，它们多少具有上皮细胞的形态特点和蛋白基因表型。肉瘤样癌主要应与癌肉瘤进行区别。真正的癌肉瘤比较少见，其癌和肉瘤成分是真正的上皮和间叶组织。当有免疫组化或电镜条件，肉瘤样结构纯间叶表达,无上皮表达或形态特点,癌又很明显时,诊断为癌肉瘤;当肉瘤样结构有上皮表型或结构特点时,不管癌成分有无,诊断为肉瘤样癌。无免疫组化及电镜条件时,光镜下有明确的癌和肉瘤样成分之间的移行过渡,诊断为肉瘤样癌;否则,诊断癌肉瘤或癌伴肉瘤样成分化生(如乳腺癌的梭形细胞、骨、软骨、黏液及巨细胞化生)等均可。

4.28 胃癌和乳腺癌在免疫组化评判 HER2 的标准上有哪些差别

(1)由于胃癌是腺体组成,腔面可以没有染色,类似"U"形。当出现不完整的强阳性的膜染色时,如果是乳腺癌,只能属于 IHC++,而胃癌,属 IHC+++(表4-3)。

表4-3　乳腺癌及胃癌的 HER2 免疫组织化学(IHC)评分标准

癌肿类型	IHC 0	IHC+	IHC++	IHC+++
乳腺癌	无着色	任何比例的浸润癌细胞呈现微弱、不完整的细胞膜着色	>10%的浸润癌细胞呈现弱至中等强度、完整但不均匀的细胞膜棕黄着色,或≤10%的浸润性癌细胞呈现强且完整的细胞膜棕褐着色	>10%的浸润癌细胞呈现强的、完整的细胞膜棕褐着色
胃癌-手术标本	无反应或<10%的肿瘤细胞出现膜反应	>10%的肿瘤细胞出现微弱或难以察觉的膜反应;细胞只出现部分膜染色	>10%的肿瘤细胞出现微弱至中等的完成、基地外侧或侧膜反应	>10%的肿瘤细胞出现强完整、基地外侧或侧膜反应

癌肿类型	IHC 0	IHC +	IHC + +	IHC + + +
胃癌－活检标本	无反应或无肿瘤细胞出现膜反应	出现微弱或难以察觉的膜反应的肿瘤细胞簇*，无论染色的肿瘤细胞比例多少	出现微弱至中度的完整、基底外侧或侧膜反应的肿瘤细胞簇*，无论染色的肿瘤细胞比例多少	出现强完整、基底外侧或侧膜反应的肿瘤细胞簇*，无论染色的肿瘤细胞比例多少

注：* 为活检标本，不存在肿瘤细胞百分比界值，然而，要求具有至少含 5 个阳性细胞的细胞簇

（2）胃癌活检标本取消了百分比，只要满足 5 个细胞阳性，就可定义为阳性。

4.29　什么是 VNPI 及其临床意义

VNPI 是 Van Nuys Prognostic Index 的缩写，VNPI 是依据肿瘤大小、胞核分级、年龄和切缘宽度进行的评分（VNPI ＝ A＋B＋C＋D），可预测导管原位癌（DCIS）的复发风险，并指导临床策略。按评分分成 3 组：4～6 分为低复发风险组，一般行单纯局部切除术；7～9 分为中度复发风险组，行局部切除术 ＋ 全乳房放疗；10～12 分为高度复发风险组，行全乳房切除术（表 4 - 4）。

表 4 - 4　VNPI 评分标准

指　标	分数及含义
A：肿瘤大小	1 分：≤15 mm
	2 分：16～40 mm
	3 分：≥41 mm
B：切缘	1 分：≥10 mm
	2 分：1～9 mm

指　标	分数及含义
C:胞核分级	3 分:<1 mm
	1 分:第 1 级
	2 分:第 2 级
	3 分:第 3 级
D:年龄	1 分:≥60 岁
	2 分:40~60 岁
	3 分:<40 岁

4.30　什么是 EIC? 有何临床意义

广泛导管内癌成分(extensive intraductal component,EIC)是指浸润性导管癌周围广泛的导管内癌成分,其临床意义在于保乳术后可能存在较大的存留导管原位癌负荷,导致复发可能性高,若要行保乳手术应谨慎,EIC 是保乳手术的相对禁忌证。

4.31　什么是妊娠和哺乳期乳腺癌? 在治疗方面需要注意什么

(1) 妊娠和哺乳期乳腺癌是指妊娠直到生产后 1 年内发生的乳腺癌。

(2) 放化疗的调整:妊娠中期和晚期患者接受氟尿嘧啶、多柔比星及环磷酰胺(FAC)方案化疗,然后中止妊娠,接着根据情况选择紫杉类、曲妥珠单抗和内分泌治疗是安全的。美国 MD Andeson 中心采用此方法后有 54 个正常婴儿出生。使用蒽环类药物对胎儿的心脏无明显毒性。最近研究提示胎儿羊水中蒽环类药物的量较高,而紫杉类药物几乎检测不出,主要原因是胎盘中有很多能结合紫杉类药物的蛋白,中和了紫杉类药物。但也有动物实验表明紫杉类药物对胎儿有毒性。对低危患者减少放疗剂量、从化疗方案中去除烷化剂、依托泊苷或博来霉素。为预防血液学毒性对分娩的影响,孕35周以上或计划在3周内分娩的患者不予化疗。尽管体内散射的射线可以到达盆腔和卵巢,但乳腺癌的标准放疗方案不伴有显著的卵巢毒性反应。

（3）化疗止吐药物:用地塞米松和恩丹西酮是安全的。

（4）内分泌治疗:在中止妊娠前,不建议使用。

（5）靶向治疗:怀孕期间给予曲妥珠单抗,引起羊水减少或无羊水,主要是与曲妥珠单抗的抗血管生成作用有关。也有个案报道,提示可引起羊水过多和胎儿肾衰竭。

（6）手术:孕25周以上的妊娠期乳腺癌患者行乳腺肿瘤切除时,需要有产科医生和新生儿科医师的配合,确保意外分娩时的救治。孕30周以内的患者,不建议行前哨淋巴结活检。

（7）有研究显示怀孕后高激素水平可能给乳腺癌患者带来有益的生物学效应,高激素水平用来治疗乳腺癌,是通过胰岛素样生长因子(IGF)信号通路发挥作用。

4.32 什么是 PSA 生化复发? 判断 PSA 的注意事项有哪些

在成功的根治性前列腺切除术(RP)后,患者的血清PSA水平应在2~4周内下降至0,并一直维持在这一临床检测不到的水平。但是,对于将要发生临床复发或者转移的患者,PSA会在肿瘤局部复发或远处转移前6~48个月就开始上升。从理论上讲,RP术后患者血清PSA呈非0值即为生化复发。美国标准为PSA>0.2 ng/ml,欧洲标准为PSA>0.4 ng/ml;放疗后PSA>最低值加2即为生化复发。究竟应该将生化复发定义为哪一具体数值,目前还存在争议。将血清PSA水平连续两次≥0.4 ng/ml定义为生化复发是目前大多数学者的观点。需要注意以下几点。

（1）1型糖尿病患者即使患有早期前列腺癌，可能也不会表现出PSA水平升高。2型糖尿病患者的前列腺癌风险和PSA水平均较低。人们认为，PSA水平之所以较低是由于2型糖尿病患者常常超重或肥胖，使得PSA分布于更大体积内。还有人猜测，这一现象也与肥胖患者的睾酮水平较低有关。

（2）前列腺癌患者经RP治疗的患者约1/3术后PSA在5年内会升高。目前认为，生化复发是疾病复发最早的表现，通常不伴其他客观复发证据。RP术后生化复发至发现转移的中位时间可长达8年，从临床转移至死亡的中位时间约5年。不少研究显示，RP术后患者有无生化复发与患者总的生存率无关，它并不是肿瘤特异生存及总生存率的可靠预测指标。

（3）生化复发患者的临床表现差异很大，部分患者很快疾病进展导致死亡，而部分患者5～10年内仅表现为PSA升高。

（4）RP后PSA升高并不代表前列腺癌真正复发，可能原因有：前列腺窝或尖部有正常前列腺组织残留或吻合口活检证实15％患者出现良性前列腺组织；在尿道、膀胱、膀胱前间隙、脾脏有异位前列腺组织可分泌PSA。

（5）外照射放疗或近距离放疗后PSA会一过性短暂升高即PSA反弹，多发生在18～24个月，但PSA反弹与肿瘤复发无明确相关，原因可能是放疗性前列腺炎或迟发性肿瘤细胞死亡使PSA升高。

4.33 三阴性乳腺癌有哪些分子亚型

三阴性乳腺癌分为基底样亚型（basal-like，BL）和非基底样亚型（non basal like，NBL）。其中，BL包括BL-1和BL-2；NBL包括间充质型、间充质干细胞型、免疫调节型及雄激素受体阳性型。属于BL的三阴性乳腺癌较非BL三阴性乳腺癌异质性更加显著，预后也更差。间充质亚型易发生肝转移，基底样亚型易发生肺转移，且对铂类敏感。

4.34　什么是多灶性和多中心性乳腺癌

（1）多灶性乳腺癌（multiple focal breast cancer）：是指在同一个象限的多个病灶，假定是来源于同一个肿瘤。相对于单灶性乳腺癌，多灶性乳腺癌更易发生淋巴结转移，但是不影响总生存。

（2）多中心乳腺癌（multicentric breast cancer）：是指在同一个乳腺的不同象限的多个病灶。病理类型（如导管癌和小叶癌）和分子分型（HER2 阳性和三阴性）完全不一样的两个乳腺癌病灶肯定是一个多中心性乳腺癌。

（3）多灶性和多中心性乳腺癌对 T 分期的影响如下。

1）多中心性乳腺癌按照最大的肿块最大直径计算 T 分期。

2）多灶性乳腺癌则按多个肿块的最大直径相加值计算 T 分期，但是也有用最大肿块的最大径的文献报道。

4.35　什么是局部晚期乳腺癌

局部晚期乳腺癌包括：①可手术的局部晚期乳腺癌，即Ⅱb 期的 T_3N_0 和Ⅲa 期；②不可手术的局部晚期乳腺癌，即Ⅲb 期和Ⅲc 期及炎性乳腺癌。前者可以首先给予改良根治术，术后予辅助化疗±内分泌治疗和胸壁＋区域淋巴结放疗，亦可参照不可手术局部晚期乳腺癌的治疗策略，即先行新辅助化疗或新辅助内分泌治疗，达到降期目的后行手术。

4.36　什么是绝经

绝经的定义可以参考以下几个标准：①双侧卵巢切除术后；②年龄≥60 岁；③年龄＜60 岁，停经＞12 个月，没有接受化疗、他莫昔芬、托瑞米芬或抑制卵巢功能治疗，且血卵泡刺激素（FSH）及雌二醇（E_2）水平在绝经后的范围内；④年龄＜60 岁，正在服他莫昔芬或托瑞米芬,必须连续检测 FSH 及 E_2 水平符合绝经后范围内。

需要注意以下几点。

(1) 正在接受促黄体激素释放激素(LHRH)激动剂或抑制剂治疗的患者无法判定是否绝经。

(2) 辅助化疗前没有绝经的妇女,停经不能作为判断绝经的依据。

(3) 对于化疗引起停经的妇女,如果考虑采用芳香化酶抑制剂作为内分泌治疗,则需要考虑有效的卵巢抑制(双侧卵巢完整切除或药物抑制),或者连续多次检测 FSH 和(或)E_2 水平以确认患者处于绝经后状态。连续检测需要每月 1 次,共 6 次。

(4) 中国女性的绝经情况,年龄<45 岁者,占 8.6%;45～55 岁者,占 90.2%。中国人的平均绝经年龄是 49.3 岁,而出现绝经症状的平均年龄是 46.53 岁。

(5) 目前,中国医院检测 E_2 和 FSH 存在一些问题,如使用的检测试剂、仪器和方法多种多样,而且很多医院建立了自己的正常值和评判标准。因此,临床医师在判定数据时应非常谨慎,必须结合患者的月经状态、年龄等因素做出综合的判断。一项调查显示,在肯定绝经后的患者中有 1/3 的患者 $E_2>30$;有 29.6% 的患者 FSH<40。

4.37 药物所致停经的分级

G1:1～3 个月未来月经;G2:>3～6 个月未来月经;G3:持续闭经>6 个月。

4.38 什么是卵巢功能衰竭和卵巢功能不全

卵巢功能衰竭(ovarian failure)的定义是停经 6 个月和卵泡刺激素(FSH)达到绝经后水平。卵巢功能不全的定义是停经 3 个月和 FSH、雌二醇(E_2)和抑制素 B(inhibin B)达到绝经后水平。

4.39 如何正确解读骨密度测量结果报告

骨密度测量部位一般选择骨盆和腰椎。其中,骨盆测量的骨密度更准确,测量时注意有无骨质增生和椎体压缩。腰椎的骨密度测量往往容易受到骨质增生和椎体压缩的影响。骨密度测定 T 评分是指患者扫描后的骨密度值与同种族、同性别的年轻人的峰值骨量的百分比,表示患者的骨密度与年轻人的骨密度的相关性;Z 评分是指患者扫描后的骨密度值与同种族、同年龄的骨量相比较,表示患者的骨密度与同龄人的骨密度的相关性。

常用的是 T 评分:①T 评分在 -2.5 以下为骨质疏松,推荐使用唑来膦酸 6 个月/次;②T 评分 -2.5~-1.0 骨密度下降,建议补充含维生素 D 的钙片;③T 评分>-1.0 是正常范围。

注意:使用促进骨质丢失的药物时,如芳香化酶抑制剂和去势药物,应该将以上标准放宽。

4.40 什么是侵袭性骨转移(aggressive bone metastasis)

侵袭性骨转移(aggressive bone metastasis)是指:①肿块直径>5 cm;②骨皮质中断(被破坏);③有骨膜反应,最终可能导致病理性骨折。

临床具体实践

【实践 1】 上皮样血管肉瘤

LXP,男性,37 岁。诊断:上皮样血管肉瘤肝、脾转移

2013.08.08 PET/CT 检查(见插图 4-1)提示脾脏巨大占位伴 FDG 摄取增高,脾脏、肝脏多发转移;2013.08.21 外院行脾切除术及肝脏活检术,术后病理检查示:脾上皮样血管肉瘤伴淋巴管瘤,肝脏转移性上皮样血管肉瘤。HMB45-,A103-,

CD34＋，PTEN 缺失，mTOR－，pmTOR－，beta-catenin膜＋，SMA－，D2－40＋，P70S－，4E－BP1＋＋，90％，p53－。2013.9.18 行肝脏 TACE 术,2013.11 肝脏 MRI 检查提示肝脏多发恶性肿瘤,疾病进展(最大直径3.2 cm)。2013.12.22 开始依维莫司口服,10 mg,每天1次。患者服药1 d后疼痛缓解,口腔黏膜炎1级,无其他不适。治疗1个月后复查 PET/CT 示肝脏病灶缩小,FDG 代谢活性下降(见插图4－2)。治疗3个月后复查腹部CT(2014－03－26):肝脏病灶缩小,直径 1.5 cm左右(见插图4－3),疗效评价为部分缓解(PR)。

查房问题:上皮样血管肉瘤靶向治疗有效患者1例的总结。

血管肉瘤发病率低,恶性程度高,进展快;上皮样血管肉瘤是血管肉瘤的特殊亚型,CD31 和 CD34 阳性。相关治疗研究不多;本例患者发现时已发生肝转移,手术切除巨脾,减低肿瘤负荷,去除脾破裂风险;TACE 介入术后2个月随访,肿瘤进展,选择依维莫司分子靶向(mTOR 通路)治疗,取得良好的近期疗效,未见明显不良反应。

美国 MSKCC 的经验提示每周紫杉醇二线或三线治疗所有部位血管肉瘤的有效率为 62.5％,一线治疗可达 90％。

【实践2】 寻找原发灶

LDQ,女性,54 岁。诊断:骨和左腋下淋巴转移性腺癌,原发待查。

2014.02 行磁共振成像(MRI)检查发现骨转移。2014.05.26 行 MRI 检查:颈胸椎体及部分附件骨多发破坏,SUV1.6～4.6 伴 T2 椎体病理性骨折,甲状腺肿大(左侧为著),左侧叶占位待排。2014.06.06 PET/CT 检查示:多发骨溶骨性病变,考虑恶性病变。血液科排除了多发性骨髓瘤。髂后上棘骨髓穿刺示:转移性中分化癌,有腺性及大汗腺分化,ER－,PR－,Ki－67＋

2%。左腋下淋巴结穿刺:免疫组化检查考虑转移性腺癌,ER-,PR-,HER2+。2014.07.04行颈胸腹盆部CT检查示:甲状腺两叶多发结节,部分伴钙化,结节性甲状腺肿?结合超声检查,必要时请结合穿刺检查。左侧腋下肿大淋巴结,两侧少量胸腔积液。子宫已切除。颈椎、胸椎、两侧肱骨头、胸骨、腰椎、骶椎及骨盆诸骨多发骨转移,溶骨性改变为主。2014.07.04行颅脑CT检查示:右侧脑室前脚旁脑实质内见钙化灶。2014.07曾行放疗、唑来膦酸治疗。2014.09.11行双乳X线检查示:左乳较对侧密实,左侧腋下见一枚肿大淋巴结,右乳内良性改变,建议结合MRI检查,BI-RADS:0。2014.10.11查体:左腋下淋巴结2枚,大者为0.8 cm×0.8 cm,双侧甲状腺弥漫性肿大。

查房问题1: 原发不明腋窝转移性癌的诊断和鉴别诊断是什么?

一般情况下腋窝淋巴结肿大多为良性病变所致,如慢性炎症或结核病等,而恶性病变中,可由原发癌与转移癌两种原因引起。

(1)淋巴瘤:大多数为全身性疾病,除腋窝淋巴结肿大外,其他部位的浅表淋巴结或胸腹腔淋巴结也可肿大,淋巴结活检及免疫组织化学检查可以帮助鉴别诊断。

(2)乳腺腋尾部癌及副乳腺癌:乳腺腋尾部癌和副乳腺癌病变不在淋巴结内,或淋巴结转移,但有乳腺结构及管内癌成分,或有囊性增生病。

(3)肺癌伴腋窝淋巴结转移:有显性症状的肺癌腋窝淋巴结转移率约为5.3%,无肺癌显性症状者较少见。

(4)胃癌:胃癌伴腋窝淋巴结转移率为2%,腋窝转移灶病理类型呈高柱状分泌黏液的腺癌应考虑来自胃或者大肠。

(5)卵巢癌和子宫内膜癌:病理检查多为浆液性或黏液性乳头状癌。

(6)其他:皮肤癌及四肢躯干的恶性黑色素瘤、软组织肉瘤等,均可转移至腋窝淋巴结。

在女性患者中,发生于腋窝淋巴结的恶性病变以乳腺癌转移为多见。腋窝淋巴结转移性癌在无任何原发灶征象的女性患者中,绝大多数原发灶位于乳腺的结论得到了公认。以腋窝淋巴结转移或其他部位远处转移的乳腺癌,临床体检乳腺未能触及肿块和影像学不能决定的乳腺癌称为隐匿性乳腺癌。病理学检查是隐匿性乳腺癌诊断的关键步骤。ER、PR、GCDFP-15、mammaglobin、CK7 阳性,CK20、糖抗原 19-9 阴性常提示乳腺癌来源。

查房问题 2: 腋窝转移性癌的治疗原则是什么?

(1)若腋窝转移性癌经病理检查证实符合乳腺癌腋窝淋巴结转移,则可行乳房切除 + 腋窝淋巴结清扫术或腋窝淋巴结清扫术 + 术后放疗(包括乳房及区域淋巴引流区);术后辅助治疗与原存在的其他乳腺癌一致。结合该例患者的临床表现,以隐匿性乳腺癌、左腋窝淋巴结和骨转移可能性大。

(2)若腋窝转移性癌经病理检查证实符合其他类型恶性肿瘤,则按相应恶性肿瘤的处理原则处理。

(3)若不能明确原发灶,则按原发病灶不明的恶性肿瘤的治疗原则进行治疗。

【实践 3】 乳腺癌骨转移患者骨活检的指征和临床意义

HAH,女,75 岁。诊断:左乳腺癌肺、骨、淋巴结转移。

患者因右髋部疼痛就诊,2014.07.24 PET/CT 检查发现左乳恶性病变伴多发骨转移,双肺门 FDG 异常高代谢灶,右肺内类结节影 FDG 代谢未见异常增高,建议密切随访除外转移。

2014.7.29 我院左乳肿块空芯针穿刺导管检查示:上皮不典型增生,癌变(实性乳头状癌),ER + ,PR + ,HER2 - ,Ki-67 + 约 10%。2014.07.30 钼靶:左乳中央区腺体致密伴结构扭曲,考虑为恶性改变,BI-RADS:5。2014.07.30 MRI 检查示:

腰椎、骨盆及右侧股骨多发骨转移。2014.07.31 胸部增强 CT 检查示:左乳团块影,请结合专项检查。两肺多发结节,考虑转移。纵隔及双肺门区多发稍大淋巴结。部分胸椎骨质破坏,考虑转移,胸廓诸骨骨质稀疏,建议行 ECT 检查。2014.08.13 经胸部肿瘤多学科综合治疗组讨论后,不排除同时性肺癌和乳腺癌双原发,建议骨活检。2014.08.14 髂骨穿刺活检免疫组化标记结果提示为转移性肺腺癌。瘤细胞:CK7 +,PE10 +,Napsin A +,TTF-1 +,ER -,PR -,MAM -。

查房问题 1:乳腺癌骨转移患者骨活检的指征和临床意义是什么?

在晚期乳腺癌中,骨转移的发生率为 65%～75%,首发症状为骨转移者占 27%～50%,在骨转移的临床诊断中,ECT 可以作为初筛检查,X 线、CT、MRI 检查可以明确有无骨转移,PET/CT 检查的价值有待进一步研究,必要时需要通过骨活检取得病理诊断。ESMO 指南指出:对于转移性乳腺癌,只要技术条件允许,应尽量获得病理学诊断,尤其适用于仅具有孤立转移病灶的乳腺癌。但是,出现以下情况,应避免行骨活检术:①骨活检风险大;②骨转移时间距离原发灶诊断时间短(<1～2 年);③骨活检的结果不影响下一步治疗方案,如已知患者对化疗或靶向治疗有禁忌证。NCCN 指南指出:"首次复发转移部位应该行活检。"中国乳腺癌骨转移和骨相关疾病临床诊疗专家共识建议:针对临床可疑骨转移灶,尤其是哪些不伴有软组织和内脏转移的单发骨病灶应进行穿刺活检以明确诊断。

骨活检的临床意义在于:①通过活检获得病理,明确诊断;②受体表达状态对于制订转移性乳腺癌治疗方案起着重要作用。转移病灶和原发病灶存在 ER、PR、HER2 状态的不一致性,在转移灶中 ER、PR、HER2 状态至少应该重新评估 1 次,为患者争取更多更好的治疗方案。

查房问题 2:同时性双原发癌如何处理?

如果临床上怀疑双原发癌,应分别取材做病理检查,以建立明确的诊断;必要时对转移灶取活检,明确到底是双原发癌中哪一个癌发生了转移,同时活检组织的进一步免疫组化检查等对后续的治疗有指导作用。

【实践4】 乳腺血管肉瘤的临床病理学特征及治疗原则

CY,女性,26岁。诊断:右乳腺血管肉瘤。

患者2013.09右乳水肿胀痛,当时外院B超和MRI检查均提示:右乳炎症可能,予以乳康片、抗生素口服消炎,热敷,自诉好转。2014.06妊娠4月时右乳增大水肿,伴刺痛,右乳晕下方紫红色皮下结节进行性增大,我院空心针活检示:结合形态和免疫表型,穿刺组织镜下符合高分化血管肉瘤。遂于2014.06.19终止妊娠。2014.07.03右侧单纯乳房切除+右侧背阔肌皮瓣修复术。病理检查示:(右乳腺)血管肉瘤(分化较好),肿块大小16 cm×10 cm×9 cm,肿瘤广泛累及各个象限,乳头真皮内、皮肤及标本基底切缘均见肿瘤累及,标本四周切缘及另送基底切缘未见肿瘤累及。

2014.11.14我院B超检查:左乳头外下实质结节8 mm×5 mm,6 mm×4 mm,6 mm×5 mm,BI-RADS:4A。2014.11.21复查盆腔MRI检查示:右侧附件区囊性为主占位,其内见出血,考虑良性病变伴出血可能,转移待排;左侧卵巢囊肿可能,请结合临床及其他检查进行判断:骨盆多发骨转移可能,盆腔少量积液。

查房问题1:乳腺血管肉瘤的临床病理学特征有哪些?

乳腺血管肉瘤可以分为以下几种亚型:①是指乳腺内原发性血管肉瘤;②乳腺根治术并且发生淋巴水肿后,在同侧上肢皮肤和软组织中继发性血管肉瘤,即Steward Treves(S-T)综合征;③乳腺根治术并局部放疗后,胸壁和皮肤的继发性血管肉瘤;④乳腺保守治疗和放疗后,皮肤或乳腺实质或两者均继发血管肉瘤.本例患者属于乳腺实质原发性血管肉瘤。

病理学特点:高分化(Ⅰ级)血管肉瘤有互相吻合的血管组成,穿插于小叶间质内,肿瘤性血管腔较宽,充满红细胞,血管内衬的内皮细胞核明显,染色质深染;低分化(Ⅲ级)血管肉瘤可见互相吻合的血管与实性的内皮细胞或梭形细胞区域混合在一起,有坏死灶和许多核分裂。>50%的肿瘤区域为血管腔不明显的实性和梭形细胞成分。当至少≥75%的肿瘤成分由分化好的Ⅰ级肿瘤形态构成,并在整个肿瘤中散在实性的细胞灶时,称为中分化(Ⅱ级)血管肉瘤。

临床特点:原发性血管肉瘤的患者年龄在17~70岁,高分化血管肉瘤患者平均年龄为43岁,Ⅱ级和Ⅲ级平均年龄分别为34岁和29岁。肿瘤一般多为乳腺组织深部无痛性肿块,生长速度快,约12%患者表现为乳腺弥漫性增大,当肿瘤累及表面皮肤时,皮肤呈现红-蓝色改变。Ⅷ因子、CD34和CD31多阳性。除高分化(Ⅰ级)血管肉瘤外,这种乳腺肿瘤病死率高。血管肉瘤主要转移至肺、皮肤、骨和肝脏。极少出现腋窝淋巴结转移,放化疗效果不佳。

查房问题 2:乳腺血管肉瘤的治疗原则是什么?

(1)手术治疗:手术的安全切缘距离为3~5 cm,既往接受放疗的部位出现的血管肉瘤需要行全乳切除术,临床腋窝淋巴结阴性时,不建议行腋窝淋巴结清扫术。

(2)放疗:放疗相关继发性乳腺肉瘤的辅助放疗意义不明确,既往曾接受放疗的区域再次接受放疗时应注意剂量和后期放疗并发症;

(3)化疗:辅助化疗仅限于体积较大的高级别或复发肿瘤患者,可采用含有多柔比星和异环磷酰胺的治疗方案。

【实践5】 妊娠期乳腺癌的治疗

ZYF,女性,33岁。诊断:右乳腺癌保乳术后复发,孕29周。

2011.9.30外院行右乳癌保乳手术,病理检查:浸润性导管癌,淋巴结0/26,切缘阴性,ER-,PR-,HER2-,Ki-67+60%。术后行AC(表柔比星+环磷酰胺)序贯多西他赛方案化疗,放疗32次(右胸壁切口野50 Gy/25. Fx,局部加量14 Gy/7 Fx)。2014.12.09外院B超检查示:右乳刀疤边缘不均质团块6 cm×6 cm。2014.12.10外院右乳原切口肿块切除术,病理检查:浸润性癌,直径1 cm,非特殊类型3级。

查房问题1: 妊娠期乳腺癌的治疗原则是什么?

治疗目的是提高生存率,同时尽量减少对胎儿的危害;治疗原则同非妊娠期,但要注意对胎儿的不良影响。总体原则为:①早期妊娠,终止妊娠后治疗同非妊娠乳腺癌;②中期妊娠,选择方案比较多,可根据患者是否希望保胎及患者临床分期进行个体化治疗;③晚期妊娠,建议分娩后按照非妊娠乳腺癌治疗。具体治疗方法及注意事项如下。

(1)手术:任何阶段均可接受手术,符合保乳条件者可给予保乳;前哨淋巴结活检术推荐用^{99m}Tc,避免使用蓝染料。

(2)化疗:妊娠早期禁止化疗,4~9个月相对安全;可选择FEC、FAC、EC-T、AC-T方案,但多倾向于将T放到术后完成。

(3)内分泌治疗:妊娠期不建议接受内分泌治疗;他莫昔芬(TAM)可能致畸。

(4)靶向治疗:HER2在胎儿肾上皮细胞中高表达,妊娠期不使用针对HER2的分子靶向药物曲妥珠单抗。

(5)放疗:分娩后或术后3个月内开始。

(6)注意:终止妊娠并不能提高治疗疗效。

查房问题 2：该患者如何处理?

该患者有 3 个选择:一是终止妊娠,争取改良根治术,然后行辅助化疗;二是保胎,直至胎儿分娩后再进行乳腺癌的治疗,但是可能会丧失手术的机会;三是马上进行化疗。应该充分的知情同意,没有一个选择是绝对保险和完美的方法。

【实践 6】 乳腺恶性分叶状肿瘤

DC,女,30 岁。诊断:双乳恶性分叶状肿瘤术后复发。

患者于 2013 年 8 月妊娠 4 个月来我院体检,左乳外上触及肿块约 5 cm×6 cm,右乳无肿块。2014.01.08 行剖宫产,外院术前体检:左乳晕后方巨大肿块,质硬,充盈整个左乳,大小约 20 cm。2014.01.29 外院行左乳单纯切除术,术后病理检查示:左乳恶性分叶状肿瘤(大小约 22 cm×20 cm×16 cm,核分裂象 10~15 个/10 HPF)。乳头、底筋膜未见肿瘤累及,肿块距底筋膜 1 mm,距表面皮肤 3 mm,免疫组化:ER−,PR−,Ki−67＋70％。术后未化疗。2014.02.20 我院病理会诊示:左乳恶性分叶状肿瘤,肿瘤侵犯至皮肤及真皮深层并紧贴底筋膜。2014.03.18 发现右乳肿块,2014.04.11 我院行右乳单纯切除,术后病理检查示:梭形细胞恶性肿瘤,考虑为恶性分叶状肿瘤,淋巴结 0/3。2014.08.10 发现左乳切口处一肿块,大小约 4 cm×4 cm。

查房问题 1：乳腺癌恶性分叶状肿瘤的临床病理学特征有哪些?

分叶状肿瘤在组织学上表现差异较大,可类似纤维腺瘤,也可类似典型的肉瘤。典型的组织病理学能看到间叶状结构,表现为细长的裂隙或被上皮所覆盖的间质呈指状突起,但需要注意,空心针穿刺活检的组织病理学难以诊断分叶状肿瘤,原因是组织量少,不能看到分叶状结构。分叶状肿瘤根据以下 4 种基本的病理指标,进一步分类:①间质非典型的程度;②10 个高倍视野中的核分裂数目;③是否存在间质过度增殖,上皮成分缺如;④生长方式是膨胀性或浸润性,分为良性、交界性和恶性分叶状肿瘤。良性分叶状肿瘤:间质成分轻度增多,核分裂象<4 个/10 HPF;无间质过度增殖;膨胀性生长;交界性分叶状肿瘤:间质成分明显增多,细胞非典型增生,浸润性生长,核分裂象 4～9 个/10 HPF;不伴有间质过度增殖;恶性分叶状肿瘤:显著的间质增生和细胞非典型增生,核分裂象>10 个/10 HPF;间质过度增殖;浸润性生长。

查房问题 2:乳腺癌恶性分叶状肿瘤的治疗原则是什么?

首选局部广切,需要保证阴性切缘≥1 cm,复发后可再次局部广切,但需要的切缘更宽;不能保证切缘的患者则需要行全乳切除;全乳切除后复发者可行皮肤至肋骨的胸壁切除并胸壁重建;恶性分叶状肿瘤一般不需要行腋窝淋巴结清扫。局部复发再局部广切后行放疗。远处转移按照转移性软组织肉瘤处理。

5

肿瘤鉴别诊断

5.1 肝占位在影像学上的诊断和鉴别诊断

（1）原发性肝癌：快进快出，中心可有脂肪，T_1 低，T_2 高（不均匀）。

（2）转移性肝癌：①血供多的，如甲状腺癌、肾癌、神经内分泌癌；②血供中等的，如结肠癌；③血供少的，如多数转移灶为乏血供。囊样肝转移可见壁内毛刺和突起。

（3）肝淋巴瘤：血管完整穿过肿瘤。

（4）肝神经鞘瘤：囊状中间可见车轮状。

（5）硬化型胆管细胞瘤（毛细胆管）：可见环形强化。

（6）血管瘤：一般直径＞3 cm，周边结节样强化而不是环形强化，个别可有中心强化。

5.2 保乳术后患者 1 个月内复查乳腺 MRI 有何问题

这个时候乳腺 MRI 检查很难鉴别局部复发和术后改变，MRI 检查的局限性在于假阳性较高。所以对于保乳手术前，需要充分完善的检查以明确保乳适应证。

5.3 胃癌同时性肝转移和异时性肝转移的区别

同时性肝转移：确诊时或之后 6 个月内发现的肝转移。异时性肝转移：在确诊胃癌 6 个月到 2 年内发生的肝转移。无论同时性还是异时性，肝转移能切除预后更好。同时性肝转移、胃癌不侵犯浆膜或异时性肝转移、不伴有淋巴管或静脉侵犯为预后较好的指标。

5.4　哪些胃癌容易出现肝转移

分化较好的肠型胃癌以乳头状或管状腺癌为代表。

肝样腺癌或神经内分泌癌。肝样腺癌，又称肝外肝癌，表现为具有腺癌和肝细胞分化，病理多为低分化腺癌，肿瘤中可检测到甲胎蛋白（AFP），α_1 抗胰蛋白酶和 α_1 抗糜蛋白酶。外周血中 AFP 升高。

5.5　腋下肿块的鉴别

包括：①汗腺来源；②乳腺尾部和副乳腺来源；③淋巴结来源，如肿瘤、结核等。

5.6　如何鉴别乳腺双原发癌和乳腺转移癌

包括：①如有导管内癌成分则为原发病灶；②如病理起源不同，如小叶癌和导管癌；③分子分型差别；④根据部位区分：转移多为乳房皮下组织，内侧多见。原发病灶位于乳腺腺体内，外侧和外上象限多见。⑤发生时间间隔，若＞5 年，多为原发；若＜2 年，考虑转移。⑥一般转移癌的分化更差。⑦乳腺双原发癌多有钙化，呈浸润性生长，而乳腺转移癌则呈膨胀性生长。

5.7　乳腺癌伴神经内分泌分化和乳腺神经内分泌癌如何区别

乳腺癌的神经内分泌分化是指神经内分泌起源的细胞＜50％，而乳腺神经内分泌癌则＞50％。两者的治疗原则不一样。

5.8　淋巴结肿大的鉴别诊断

（1）淋巴结炎：当患咽喉炎、扁桃体炎或牙周炎时，可引起颈部或颌下淋巴结肿大。肿大的淋巴结性质柔软或中等硬度，局部有红、肿、热、痛等炎症表现，使用抗生素治疗后，肿大的淋巴结消退。

（2）淋巴结结核：常发生在颈部淋巴结，尤其是颈部三角淋巴结，是由结核分枝杆菌引起的一种慢性淋巴结炎，起病缓慢，局部无急性炎症表现，肿大的淋巴结呈中等硬度，常成串排列或互相融合。患者常有低热、消瘦、盗汗等结核中毒症状，用抗结核药物治疗后，可使淋巴结缩小或消退。穿刺可见干酪样坏死等结核特征性表现。

（3）淋巴结反应性增生：有些儿童接种脑炎、麻疹等病毒件疫苗1～2周后，可出现局部浅表淋巴结肿大和疼痛，好发于接种侧锁骨上淋巴结，有的还伴有低热。

（4）恶性淋巴瘤：是指原发于淋巴组织的恶性肿瘤，男性多于女性，以青壮年为多见。它是一种全身性的疾病，局部表现为淋巴结肿大，通常先后或同时累及几组淋巴结，而最初多表现为颈部、腋窝、腹股沟等处浅表淋巴结肿大。肿大的淋巴结较硬，且有橡皮样弹性，患者可有不规则发热、贫血、肝、脾大等表现。

（5）肿瘤转移：癌细胞转移到淋巴结后，可使淋巴结发生肿大。癌细胞首先转移到引流区域的淋巴结，也能通过血液向全身其他脏器转移。癌淋巴结转移常有一定的规律性，如左锁骨上淋巴结转移常来源于胃癌等腹腔脏器，右锁骨上淋巴结转移常来自于肺癌等胸腔脏器。肿大的淋巴结质地较硬，一般无压痛，开始尚可移动，当淋巴结迅速增大后，即固定无法移动。经过仔细检查，能在身体其他部位找到原发癌病灶。

5.9　癌栓和血栓的鉴别诊断

癌栓和血栓均能引起血栓栓塞的风险，但两者处理的原则完全不一样。因此,需要进行鉴别诊断。三维血管能量成像检查显示癌栓内血流丰富,显示条状多分支或网状结构;三维血管能量成像检查显示静脉血栓内无血流信号。

5.10 血管迷走神经性晕厥与短暂性脑缺血发作的鉴别诊断

血管迷走神经性晕厥与短暂性脑缺血发作的鉴别诊断如表 5-1 所示。

表 5-1 血管迷走神经性晕厥与短暂性脑缺血发作的鉴别诊断

鉴别疾病	血管迷走神经性晕厥	短暂性脑缺血发作(TIA)
好发年龄	学龄期儿童	老年人
基础疾病	可以无	多伴有动脉粥样硬化、动脉狭窄、心脏病、血液成分改变及血流动力学变化
诱因	闷热环境,情绪紧张,体位改变等	体位改变、活动过度、颈部突然转动或屈伸等
先兆症状	可有数秒钟的虚弱、疲劳、恶心呕吐等先兆	无
晕厥	为主要表现	可以有,但较少
自主神经功能障碍表现	明显,表现为心动过缓、面色苍白、出冷汗、恶心、乏力,小便失禁等	不明显
神经功能缺损症状	无神经定位体征	为主要表现,但完全可逆
低血压	收缩压下降,脉压差小	当合并动脉狭窄时也可发生低血压
预后	较好	脑卒中的重要危险因素之一

5.11 高级别癌和高分化癌的区别

高分化癌和中分化癌归入低级别癌,低分化癌和未分化癌归入高级别癌。

5.12 肺上沟癌、肺尖癌与 Pancoast 瘤、Pancoast 综合征

（1）肺尖区域的癌变称为肺尖癌,在肺上沟内发生的癌变称为肺上沟癌。从解剖位置上讲,肺尖癌可包括肺上沟癌,而肺上沟癌不能代表肺尖癌。

（2）Pancoast 瘤,即肺上沟瘤,有良性和恶性之分。凡是肺尖部的任何病变压迫或侵犯了 C7、T1 神经根,交感神经节或星状神经节而产生一系列特殊症状和体征者,均属于本病范畴。

（3）Pancoast 综合征是由于肺尖部与周围组织紧密相连,此处病变常常压迫或侵犯周围组织,产生三大症状：①肩痛；②C7～T1 神经根受累所致的上肢尺神经分布区痛；③交感神经节受累所致的 Horner 综合征（瞳孔缩小、眼球内陷、上睑下垂及患侧面部无汗）。

临床具体实践

【实践1】 肝炎性肉芽肿误诊为肝转移

女性,46 岁。诊断：左乳腺癌术后,肝脏肉芽肿性炎术后。

患者于 2011.12.20 行左乳改良根治术,术后病理检查示：（左乳）浸润性导管癌,Ⅲ级,肿块直径 3.5 cm,腋窝淋巴结 5/22。ER＋,PR－,HER2＋＋＋,FISH HER2 阳性,Ki－67 ＋30%。术后行氟尿嘧啶＋表柔比星＋环磷酰胺化疗 3 个疗程,多西他赛化疗 3 个疗程。后曲妥珠单抗治疗 17 个疗程,戈舍瑞林＋他莫昔芬治疗。2012.08.27 腹部 CT 检查示：肝右叶近膈顶 T_2WI 呈略高信号影,建议结合临床,短期随访。2012.10.29

腹部 MRI 检查示：肝右叶膈顶结节灶同前相仿，结合病史，需考虑转移瘤表现，请结合临床及其他检查（见插图 5－1）。2012. 11.06 PET/CT 检查示：肝右叶转移可能（见插图 5－2）。2012. 11.22 行肝右叶特殊段切除术，术后病理检查：肝右叶肉芽肿性炎。

查房问题 1： 肝脏肉芽肿性炎的临床病理学特征有哪些？

肝脏肉芽肿性炎中心呈凝固性坏死，周围可见多核巨细胞反应，外围见大量嗜酸性粒细胞浸润，伴血管增生及围绕血管增生的上皮样细胞，可伴有不同程度的肝细胞变性和炎症。其他肝损害，如细胞坏死、汇管区炎症、淤胆及脂肪浸润也可见到。愈合时呈轻度透明样变。

查房问题 2： 肝脏肉芽肿性炎与肝转移 MRI 如何进行鉴别诊断？

肝转移大多数病灶表现为 T_1WI 低信号，T_2WI 呈中等高信号或中等高信号伴病灶中央更高信号区，即所谓的"牛眼征"。增强动脉期病灶以环形强化或结节样强化多见，增强门脉期绝大多数病灶强化方式不变，其中多数强化程度亦不变。

在肉芽肿中早期，T_1WI 呈低信号，T_2WI 呈较高信号，边界模糊，动脉期即可以出现不均匀环状强化，门静脉期及延迟期强化信号逐渐增加。在纤维化期，T_1WI 呈低信号，T_2WI 呈等信号，边界清楚，动态对比增强 MRI 于各期均无明显强化或仅边缘轻度强化。

查房问题 3： 该病例获得的经验是什么？

对于孤立性肝脏病变的患者，应该尽可能地取得病理检查结果以明确诊断。

【实践2】 淋巴道肺转移和有症状的肺转移

女,41岁。诊断:左乳腺癌术后肝、肺、骨、盆腔转移,脑转移?

2011.11.29行左乳癌改良根治术,术后病理检查示:左乳浸润性导管癌Ⅱ级,脉管内见癌栓,大小2 cm×1.8 cm×1 cm,乳头、皮肤与基底均未见癌累及,左腋下淋巴结0/13,ER+(80%,中等～强),PR+(30%,中等～强)、HER2+,Ki-67+(30%～40%)。术后予环磷酰胺+表柔比星+替加氟化疗6个周期,后口服他莫昔芬。2013.10查盆腔CT检查示左侧盆腔实质性肿块,行全子宫+双附件+阑尾+大网膜切除术。术后病理检查:左卵巢分化差的癌,符合乳腺癌转移的诊断。术后行2次氟尿嘧啶+顺铂腹腔化疗,后行多西他赛+卡培他滨化疗6个周期。2014.05.15口服卡培他滨2个周期后查肿瘤指标CA-153较前升高,2014.07.07开始口服依托泊苷化疗2个周期。2014.09.01查胸部CT检查示左侧胸腔积液,2014.09.04口服环磷酰胺化疗1个周期。2014.09.26因咳嗽、气急加重行左侧胸腔穿刺引流胸腔积液,予哌拉西林他唑巴坦、头孢曲松钠抗感染治疗。2014.10.10行胸腔闭式引流术,给予甲泼尼龙琥珀酸钠、二羟丙茶碱,患者气喘缓解仍有咳嗽咳痰,改亚胺培南西司他丁钠抗感染治疗。考虑患者胸闷气促咳嗽咳痰的症状主要因肺癌性淋巴管炎引起,合并肺感染,停用亚胺培南西司他丁钠,改予头孢曲松钠抗感染治疗。2014.10.10胸片检查示:两肺炎症可能,两侧胸腔积液。胸腔积液B超检查示:两侧胸腔积液。痰真菌检查检测到白色念珠菌,对抗真菌药敏感。胸部CT检查示:左乳癌术后,两肺斑片影较前进展,间质性炎症?转移待排;两侧胸腔积液较前减少;部分胸椎转移同前;附见肝内多发转移(见插图5-3、5-4)。

查房问题 1：乳腺癌肺转移有哪几种方式？分别有什么特点？

常见的乳腺癌肺转移主要有以下两种方式。

（1）血道转移：血行转移为肿瘤细胞经腔静脉回流到右心而转移到肺。瘤栓到达肺小动脉及毛细血管后，可浸润并穿过血管壁，在周围间质及肺泡内生长，形成肺转移瘤。

（2）经淋巴道转移：通常有以下两种转移方式。

1）肿瘤细胞经淋巴干道转移到纵隔淋巴结，再逆行到肺门淋巴结，淋巴结受累肿大，使相应的肺门淋巴引流受阻而发生反流。

2）肿瘤细胞经血行转移到肺部小动脉内形成癌栓，肿瘤细胞穿过血管进入肺间质和淋巴管内。

肿瘤细胞在淋巴管内生长繁殖及（或）淋巴引流受阻，使淋巴管扩张，局部可出现间质性肺水肿，也可因肿瘤细胞的成纤维反应而致间质增生，再加上肿瘤细胞在间质内生长，致使间质性病变加重，多见于淋巴管及结缔组织丰富的支气管血管周围，小叶间隔及胸膜下区域。

查房问题 2：什么是有症状的肺转移（癌性淋巴管炎）？

肺内癌性淋巴管炎（pulmonary lymphangitic carcinomatosis, PLC）是肺内外肿瘤肺转移的一种特殊的临床表现。文献报道女性多见，占肺内转移瘤的 6%～8%，以转移癌细胞在淋巴管内弥漫性生长为特征。淋巴管内充满癌细胞，成团块状，使淋巴管淤滞，管腔扩张，伴不同程度水肿、炎细胞浸润，它不是真正的炎症。PLC 主要症状为咳嗽、气促、进行性呼吸困难等肺部间质病变，易误诊为其他肺间质病变。癌性淋巴管炎属于有症状的肺转移，一般气道解痉药治疗无效，病情进展迅速，本病易导致呼吸窘迫综合征，预后差。

查房问题 3：肺癌性淋巴管炎的 CT 上有哪些特征性表现？

肺癌性淋巴管炎（pulmonary lymphangitic carcinomatosis, PLC）为肿瘤细胞沿肺淋巴管播散，并在淋巴管内弥漫生长的一种间质性肺疾病,预后很差,在临床上易于与其他肺间质性疾病相混淆。PLC在CT上的特征性表现如下。

（1）肺纹理增多增粗:肺纹理分布较正常肺野密集,纹理末梢延伸至胸膜下,细短小分支显示率增加,呈毛刷样改变;肺纹理不均匀或结节状增粗,典型者呈"串珠样"。

（2）小叶间隔增粗:在肺周边表现为与胸膜相连且垂直于胸膜的短线影,长1~2 cm,在肺中心部位表现为无方向性短线状影,增厚的小叶间隔粗细均匀或呈结节状。

（3）胸膜增厚:胸膜呈条形及结节状、花边样改变或沿叶间胸膜排列的多个小结节。

（4）肺门和纵隔淋巴结肿大:肺门淋巴结短径≥1.0 cm,纵隔淋巴结≥1.5 cm。

（5）胸腔积液。

【实践3】 血管迷走性晕厥的诊断和分级

CRZ,女,66岁。诊断:①右乳腺癌术后,右侧胸壁复发,两侧肺门及纵隔淋巴结、肝转移;②高血压三级,极高危组。

患者2002.12行右乳腺癌改良根治术。病理检查:右乳浸润性导管癌,乳头及切缘未见累及,胸大小肌淋巴结3枚、腋下淋巴结14枚均见转移,ER+,PR+,HER2-。术后予多西他赛+表柔比星化疗6个疗程,末次化疗时间:2003.04.10。2003.01行双侧卵巢切除术。2003.06.06予右胸壁+右乳内+右锁骨区放疗。2003.07至2008.07予托瑞米芬辅助内分泌治疗。2011.02.26 CT检查发现右侧胸壁转移结节,双侧肺门及纵隔多发淋巴结肿大,双肺小结节。2011.03.02右侧胸壁结节穿刺病理检查示:转移性腺癌。先后使用多西他赛+顺铂、来曲唑、阿那曲唑、氟维司群治疗。2012.04.20 MRI检查示:肝转移。2012.05.07开始服用卡培他滨。服药12个疗程后,2012.

12.26患者在闷热环境中突发意识丧失,小便失禁,伴出冷汗,5 min后自行恢复。中山医院急诊入院查血压73/49 mmHg,予以补液、升压等治疗后,血压维持在110/70 mmHg左右。2012. 12.26急诊心电图检查:肢体导联低电压;急诊头颅MRI检查:未见明显异常;肺动脉CTA检查:未见明显栓子形成。既往有20年左右高血压史,口服降压药(具体不详)控制血压。患者诉2011.05曾发生2次大便时晕倒,意识模糊。神经内科会诊后考虑患者此次晕厥发作为血管迷走性晕厥可能性大。

查房问题1:血管迷走性晕厥的定义是什么?

血管迷走性晕厥是指由于某些诱因使交感神经过度兴奋、之后有迷走神经过度兴奋,引起血压和(或)心率降低,导致的一过性脑供血不足,发生短暂的意识丧失状态。晕厥常常持续几秒至几分钟,一般5 min内能够完全恢复正常。

查房问题2:血管迷走性晕厥的诊断要点包括哪些?

诊断要点为:①晕厥的发病年龄一般在5岁以上,多发生于青春期;②晕厥发作前可有某些精神刺激、疼痛刺激或持久站立等诱因;③晕厥发作前部分患儿有头晕、恶心、出汗等先兆;④晕厥发作时间短暂,意识丧失,肌张力丧失;⑤直立倾斜试验阳性。

查房问题3:根据CTCAE 4.0标准,血管迷走性晕厥如何分级?

在CTCAE 4.0标准中,血管迷走性反应分为3、4、5级(无1、2级):①3级,出现症状;②4级,危及生命,需要紧急干预;③5级,死亡。

【实践4】 右乳腺癌术后右胸壁未分化肉瘤

女,38岁。诊断:右乳腺癌术后($pT_xN_1M_0$),右胸壁肉瘤。

患者 2009.04 外院右乳癌改良根治术,我院病理科会诊:右乳浸润性导管癌,Ⅱ～Ⅲ级,淋巴结 1/21,ER＋(＜5％),PR＋(30％,中等),HER2＋,Ki-67＋20％。术后行 TE 方案化疗 6 个疗程(多西他赛 110 mg＋表柔比星 110 mg),放疗 25 次,他莫替芬口服至 2013.09。2013.09 发现右胸壁占位,于 2013.10.15 我院行右胸壁部分切除＋右胸壁腹直肌带蒂皮瓣整形修复术。术后病理检查示:(右胸壁)高度恶性的梭形细胞肿瘤,根据光镜形态,考虑为间叶源性恶性肿瘤可能(梭形细胞未分化肉瘤),肿瘤大小为 6 cm×4.5 cm×2.5 cm,侵及肋骨。四周切缘及基底切缘均未见肿瘤累及。分子病理检查:FISH 法检测 t(18 q 11.2)(SYT):(－),即无 SYT 基因相关易位。2013.12 外院胸 CT 检查示:右侧大量胸腔积液伴肺不张。当地医院抽液后两次脱落细胞检查为阴性。2014.01～06 外院行异环磷酰胺＋顺铂方案化疗 6 个周期,疗效评价为部分缓解(PR)。2014.07.09 PET/CT 检查:右乳腺癌术后,右侧胸壁恶性肿瘤综合治疗后,术区肋骨断端周围软组织不规则增厚,FDG 代谢增高(SUV 3.9～5.1)。

查房问题 1: 胸壁未分化肉瘤的临床病理学特征有哪些?

未分化肉瘤表现为中等大小的,圆形或椭圆形,或梭形细胞形态的间叶源性恶性肿瘤。它不同于横纹肌肉瘤、尤文肉瘤、滑膜肉瘤、高级别多形性未分化肉瘤(恶纤组)等,一般无法将其归类为任何一类肉瘤中。关于未分化肉瘤一般为病例报道,肿瘤的异质性较大,免疫组织化学非特异性。该例软组织肉瘤考虑可能与放疗有关。国内外文献报道,一般发生于放疗数年之后。

查房问题 2: 胸壁肉瘤的治疗原则是什么?

低度恶性肉瘤需要扩大手术切除范围,高度恶性肉瘤除采取合适的手术方式外,还应采用综合治疗方案:①高级别肉瘤;②肿瘤直径＞5 cm；③肿瘤侵及筋膜深处；凡属于以上几点者，均应采取综合治疗。可对患者进行流式细胞仪检测肉瘤细胞核 DNA 倍体，对低分级及二倍体肿瘤的治疗以手术为主，对高分级异倍体肿瘤应行综合治疗。常用的化疗方案有 ADM＋DTIC、ADM＋IFO＋DTIC、VCR＋CTX＋ADM、IFO＋VP16 等。

【实践 5】 卵巢癌术后右腋下淋巴结转移

WBD，女，64 岁。诊断：卵巢癌术后双腋下淋巴结转移。

2010 年患者因腹部包块来我院就诊，盆腔 CT 检查提示下腹部及盆腔内占位，右附件来源可能，行盆腔肿块穿刺活检。病理检查示：恶性肿瘤，倾向为上皮源性，术前行多西他赛 100 mg＋卡铂 400 mg 化疗 1 次。2010.06.23 我院行全子宫＋双附件切除＋大网膜＋阑尾切除术＋腹主动脉旁淋巴结切除术。病理检查示：(右卵巢)形态符合透明细胞腺癌，23 cm×14.5 cm×9.0 cm，脉管内见癌栓。(腹主动脉淋巴结2)见癌转移(2/3)、(腹主动脉淋巴结1)未见癌转移(0/1)。右输卵管、左卵巢、左输卵管及大网膜均未见癌组织累及。ER－，PR－，P53＋，PCNA＋45％，PS2－，C－myc－，P16－。术后继续紫杉醇 300 mg＋卡铂 600 mg 化疗 6 个疗程。2012.04 发现脐部肿块，2012.05.02 我院行脐部肿块切除＋腹壁疝补片修补术。病理检查示：(脐部肿块)浸润性或转移性低分化癌，结合病史，考虑为卵巢癌来源，癌肿大小 2.5 cm×2.5 cm×2.5 cm，切缘未见累及。术后紫杉醇 300 mg＋卡铂 650 mg 化疗 6 个疗程，末次化疗时间：2012.10.09。2013.11 发现右腋下肿块，逐渐增大，2014.02.18 右腋下肿块空心针活检：对比前次卵巢癌手术切片，并结合免疫组化检查结果，首先考虑卵巢透明细胞癌转移，CD15＋，HNF－B1＋/－，ER－、PR－，neu1＋，Ki－67＋65％，GCDFP15－。2014.02.17 人附睾蛋白：149.36 pmol/L(0～72 pmol/L)，CA125：25.72

(0～35 U/L)。胸部 CT 检查示：右下肺可疑类结节，随访。右侧肩胛骨、部分胸椎左侧横突致密影，转移待排，请结合其他检查。钼靶：右乳腺尾区肿块，肿大淋巴结？请结合其他检查，BI-RADS：0，双侧腋窝淋巴结肿大。乳腺 MRI 检查示：右乳外上胸大肌后方肿块 67 mm×103 mm，左腋下肿大淋巴结，考虑为恶性。PET/CT 检查示：卵巢癌术后，双侧腋下肿块，FDG 代谢异常增高，为转移。

查房问题 1：卵巢癌的转移途径有哪些？

卵巢癌的转移途径主要包括：①盆腹腔种植转移，肿瘤细胞脱落，直接种植于腹膜面，如大网膜、肠系膜、两侧结肠旁沟等；②淋巴结转移，常见于腹主动脉旁淋巴结、横膈淋巴结、腹膜后淋巴结、锁骨上淋巴结、盆腔淋巴结、腹股沟淋巴结等；③血行转移，常见于肝、肺等。

查房问题 2：该患者腋窝淋巴结转移应该与哪些疾病鉴别？

该患者为老年女性，腋窝淋巴结转移需要与以下疾病鉴别。

（1）恶性淋巴瘤：以慢性进行性无痛性淋巴结肿大为特征，常见于颈部、锁骨上和腋下，诊断主要靠淋巴结穿刺活检或切取活检，病理特征为正常淋巴结构破坏，霍奇金淋巴瘤表现为细胞多形性及特征性 Reed-Sternberg（R-S）细胞；非霍奇金淋巴瘤表现为单一形态的瘤细胞或淋巴组织细胞无 R-S 细胞。

（2）乳腺癌来源的腋窝淋巴结转移：乳腺的淋巴引流主要方向是腋窝。腋窝淋巴结转移是乳腺癌最常见的淋巴结转移部位之一，可伴有乳腺内肿块，也可表现为隐匿性乳腺癌，病理中表达乳腺来源的免疫酶标，如 ER、PR、HER2、GCDFP15、mammoglobin 等。

（3）卵巢癌来源的腋窝淋巴结转移：卵巢癌可转移至腋窝淋巴结，该患者既往"卵巢癌"病史，根据患者右腋下空心针病理检查首先考虑卵巢透明细胞癌转移。当然该患者曾经发生过腹壁转移，再通过腹壁的淋巴回流至腋窝淋巴结。

【实践6】 右腋窝皮肤 Paget 病

QAF,女,57 岁。诊断:右腋窝皮肤 Paget 病。

患者因"右侧腋窝皮肤红斑伴瘙痒 2 年"于 2013.04.20 外院活检:右侧腋窝皮肤 Paget 病,伴周围肉芽组织增生,我院会诊:右侧腋窝皮肤 Paget 病,ER -、PR -、HER2 +。2013.05.10 我院行右腋窝清扫术 + 皮瓣转移术,病理检查:(右腋窝皮肤)表面见 Paget 病,毛囊见病变累及,范围约 4.0 cm×1.6 cm;真皮层内见浸润性癌,右腋下淋巴结 0/24,ER +(90%,强),PR -,HER2 + + +(浸润癌),Ki - 67 + 40%。

查房问题 1:Paget 病的临床病理学特征有哪些?

2003 年,WHO 将乳腺 Paget 病定义为:乳头鳞状上皮内出现恶性腺上皮细胞,并与乳腺深处导管内癌相关,通常累及 1 条以上的输入管及若干节段导管,伴有或者不伴有浸润性癌成分。病理特征为乳头表皮层的 Paget 细胞浸润。CK7 高表达;CK20 低表达。

查房问题 2:Paget 病的治疗原则是什么?

如果怀疑乳腺 Paget 病,则应行乳头乳晕复合体(NAC)皮肤全层活检(受累 NAC 皮肤"楔"形切除活检)和乳腺深部病灶的空芯针活检。根据活检结果分为以下几种情况:①乳头乳晕部 Paget 病合并乳腺浸润性癌:按照浸润性癌的原则治疗;②乳头乳晕 Paget 病合并原位导管癌(DCIS):按照 DCIS 的原则治疗;③不伴有任何乳腺深部病灶的单纯乳头乳晕部 Paget 病:可考虑加做磁共振成像检查和组织活检,如果仍为不伴有任何乳腺深部病灶的单纯乳头乳晕部 Paget 病,则可选择行全乳切除 + 腋窝淋巴结清扫术或乳头乳晕部切除术 + 全乳放疗,乳头乳晕部瘤床加量。必要时加术后辅助化疗。

查房问题3：该患者术后病理 HER2 为＋＋＋,需要使用曲妥珠单抗(商品名赫赛汀)治疗吗?

首先,应该以术后病理为准,而非活检病理;其次,浸润性癌部分为 HER2＋＋＋,若浸润性癌成分直径＞0.5 cm,则可行曲妥珠单抗治疗;若浸润性癌成分直径＜0.5 cm,则不需要行曲妥珠单抗治疗。该例患者不知道浸润性癌成分的最大径,是否能够从曲妥珠单抗的辅助治疗获益无法知晓。

【实践7】 肺部孤立性占位的诊断与鉴别诊断

病例 1：GJ,女性,58 岁。诊断:右乳腺癌改良根治术后 $(pT_2N_1M_0,ⅡB 期)$,肺、骨转移。

患者 1999.08.26 在外院行右乳腺癌改良根治术,术前发现肿块位于右乳外上方,大小约 3 cm×2.5 cm。术后病理检查提示右乳浸润性导管癌,右腋下淋巴结 2/17,ER＋,PR＋,肿瘤大小、分级、脉管、HER2 均不详。术后行长春瑞滨 40 mg d1、8＋表柔比星 60 mg d1 方案化疗 1 个疗程,后外院行右胸壁＋右胸骨旁＋右锁骨上区域放疗(DT:5 400cGy/25Fx)。放疗后予 FEC 方案(表柔比星 60 mg＋环磷酰胺 600 mg＋氟尿嘧啶 500 mg)化疗 6 个疗程至 2002.02。化疗后患者口服他莫昔芬 2 年,因子宫内膜增厚停药。2012.05 发现肿瘤标记物(CEA、CA125 及 CA15－3)升高,2012.09 PET/CT 检查示:左肺尖瘢痕癌伴骨转移首先考虑,纵隔慢性炎性增生淋巴结首先考虑,但不排除隆突下及左肺门区淋巴结有肿瘤浸润可能。当地医院认为穿刺困难,未行穿刺取病理,外院考虑"原发性肺癌"于 2012.09 开始外院行 PC 化疗、化疗 5 周期,具体安排:培美曲塞 800 mg d1＋顺铂 50 mg d1、2。最佳疗效疾病稳定(SD)。2013.01 患者无诱因出现声音嘶哑,当地医院喉镜检查示:左侧声带活动减弱。2013.01.16 起口服易瑞沙靶向治疗至 2013.04。2013.04

于我院行左肺肿块穿刺术,病理及免疫组化检查考虑乳腺癌转移可能。行多西他赛化疗 6 周期,最佳疗效为部分缓解(PR)。2013.09 复查 PET/CT 示:左肺尖结节,FDG 代谢仅略高,考虑肿瘤活性大部受抑制,多发骨转移治疗后,胸腰椎多个椎体骨质密度不均,但未见明显 FDG 代谢增高,考虑肿瘤活性受抑。后予以卡培他滨维持化疗至今,2013.09.06 起行立体定向放射治疗,具体为:左上肺病灶:DT 3 600 cGy/8 Fx。

病倒 2:女性,49 岁。

诊断:左乳腺癌改良根治术后($PT_2N_0M_0$,ⅡA 期),左肺腺癌($PT_2N_xM_0$),骨转移。

患者于 2007.05 外院行左乳腺癌改良根治术,术后病理检查:左乳浸润性导管癌,肿块大小 34 mm×20 mm,淋巴管内癌浸润(−),血管内癌浸润(−),神经周围癌浸润(−),腋下淋巴结 0/24。ER−,PR−,HER2+++。术后行 CEF 方案化疗 6 个周期。2010.02 无明显诱因出现干咳,伴少量白色黏痰,无明显胸痛、胸闷气急。胸部 CT 检查:左下肺转移性病灶。PET/CT 检查示:①左下肺结节 FDG 增高,转移可能。②左肺上叶微小结节。②右侧腋下淋巴结炎性增生不除外。行长春瑞滨化疗 8 个周期,最佳疗效为疾病稳定(SD),后续行卡培他滨口服维持治疗。2013.04 外院行左下肺癌肿楔形切除,术后病理(我院会诊)检查:左肺腺癌,侵犯脏层胸膜,exon 21 L858R,exon18 K714R。2013.05 脑 MRI 检查示:左颞骨信号异常提示骨转移。2013.05~2014.12 口服吉非替尼(易瑞沙)治疗,最佳疗效为部分缓解(PR)。

查房问题 1:什么时候要考虑第 2 原发肿瘤?

包括:①时间:一般 5 年以后;②病灶:孤立性病灶;③影像学表现像原发灶。

查房问题2：第1例患者在乳腺癌术后13年发现左肺占位，根据时间和影像学表现，第2原发肿瘤的可能性看似更大，而第2例患者术后3年出现左肺占位，乳腺癌肺转移的可能性看似更大，但事实却恰好相反，那么乳腺癌肺转移与原发性肺癌从影像学上究竟应该如何进行鉴别诊断？

肺转移的影像学表现为：①肺结节：多数多发，少数单发，多位于两肺外1/3的胸膜下区或叶间裂附近，且多位于肺的基底部，肺中、肺下野的结节数目明显多于上叶；多发结节大小不等，结节形态多成规整圆形，密度均匀，边缘光滑；有时可出现空洞型肺结节；经化疗后肺转移易发生空洞；②癌性淋巴管炎：肺内可表现为拱顶状致密影、周围性线样阴影、肺外围楔状致密影、多边形结构、网状表现、Kerley B线、支气管血管束增粗，并形成串珠状表现、胸膜下带、小结节、叶间裂增厚、胸腔积液；③血管内癌栓：多表现为肺梗死，中心肺动脉扩张，右心室可能增大，肿瘤栓塞与血栓栓塞鉴别困难；④支气管内转移：支气管内息肉样肿物，可阻塞支气管造成阻塞性肺炎及部分性或完全性肺不张，与原发性肺癌鉴别困难，肺门或纵隔淋巴结可增大，肺内可伴有其他处转移结节；⑤气腔型肺转移：其影像学表现与支气管肺泡癌或肺炎相似，多表现为气腔内结节、肺实变伴内含空气支气管象或血管征、局灶或弥漫磨玻璃样致密影、单发或多发结节伴CT晕征；⑥气胸：胸膜下转移灶坏死造成支气管胸膜瘘所致。

原发性肺癌的影像学表现：肺内结节多数为单发，少数为多发，中央型肺癌多表现为肺门区肿块，常伴有纵隔淋巴结肿大，支气管狭窄或阻塞，并伴阻塞性肺炎或肺不张，反"S"征；周围型肺癌结节边缘多毛糙，可有细短毛刺，可呈分叶状，结节可伴有癌性空洞。周围型小肺癌肿瘤内部的CT表现多数密度较均匀，但部分病例可有空泡征、细支气管充气征、蜂窝征及磨玻璃征，少数病例尚可见到钙化。肿瘤周围多有血管聚集征、胸膜牵拉征。

查房问题 3：乳腺癌肺转移与原发性肺癌在病理上有哪些免疫组化指标可以协助鉴别诊断？

原发性肺癌的免疫组化指标有 TTF‐1、PE‐10 和 Napsin‐A；乳腺癌肺转移的免疫组化指标有 ER、PR、HER2、mammoglobin、GCDFP‐15。

查房问题 4：两个病例的总结如何？

癌转移和第 2 原发的鉴别诊断有时候非常困难。需要强调的是，病理诊断是"金标准"，仔细比对初发癌和后发肿瘤的形态学表现、后一个肿瘤是否伴发原位癌和免疫组化是 3 个重要的手段。

【实践 8】 乳腺癌鼻窦转移

LYF，女性，59 岁。诊断：右乳腺癌术后鼻窦转移

患者 2005 年于外院行右乳癌改良根治术。我院病理会诊检查示：(右乳)浸润性导管癌，Ⅱ级，伴神经内分泌分化，ER＋(90％，强)，PR＋(90％，强)，HER－，Ki‐67＋约 5％。术后行化疗 FEC(环磷酰胺＋表柔比星＋氟尿嘧啶)序贯多西他赛化疗，并行放疗，口服托瑞米芬(法乐通)3 个月后自行停药。2014.02 出现右眼睑下垂，右面部麻木肿胀，右侧鼻腔出血，外院鼻窦 CT 检查提示右中颅窝占位病变，范围较广，伴相应的骨质破坏。患者右眼因白内障，视力逐步下降，就诊时右眼视力已丧失，无光感。2014.02.10 五官科医院行右上颌窦、筛窦、蝶窦开放术＋右上颌窦前壁开窗术＋右蝶筛翼腭窝肿瘤摘除术，病理检查示：(右侧颅底，蝶窦)转移性不能除外。我院病理检查会诊示：(右侧颅底，蝶窦)浸润性或转移性腺癌，伴神经内分泌分化，结合形态免疫表型病史，符合乳腺来源，ER＋(90％，强)，PR＋(80％，强)，HER＋，Ki‐67＋15％。后我院行右颅底转移灶姑息放疗 25 次，2014.04.15 结束，疼痛肿胀较前明显缓解，右鼻流

涕,鼻出血。2014.05.19脑CT检查示(见插图5-5):右侧颅底肿块,侵及右侧颞下叶、翼内肌、翼外肌,右侧咽旁间隙闭塞,肿块向内压迫突入鼻咽腔,右侧上颌窦后壁、蝶骨翼板及部分颞骨岩部骨质破坏,考虑转移。

查房问题 1:该患者的鼻窦占位在手术之前应当和哪些疾病相鉴别?

该患者的鼻窦占位在手术之前需与以下疾病相鉴别。

(1)鼻咽癌:发病年龄为40~60岁,发病率男性大于女性,临床上常表现为颈部淋巴结肿大、回吸性血涕、耳鸣或听力下降等症状,肿瘤若累及神经,则出现相应的神经症状,鼻咽镜检查可以直视鼻咽部肿瘤,并通过活检病理明确诊断,CT和MRI检查可以帮助明确病变范围。

(2)原发中枢神经系统淋巴瘤:多见于弥漫大B细胞淋巴瘤,其他亚型有低度恶性淋巴瘤、Burkitt淋巴瘤和T细胞淋巴瘤。临床表现多为异质性,不同病理类型及不同的累及部位的患者临床表现也不同,如神经系统缺失、神经精神症状、颅内压增高,癫痫及眼部症状。腰穿脑脊液检查及病理检查可以明确诊断。

(3)其他原发中枢神经系统的恶性肿瘤:原发中枢神经系统恶性肿瘤生长于脑实质内、颅底、脑室内或蛛网膜下隙,常表现为颅内高压、脑肿瘤所引起的神经系统局部症状。患者的症状与体征是诊断的主要依据。头颅CT、MRI、PET/CT等检查可以帮助诊断。脑脊液如脱落细胞、促绒毛膜性激素或甲胎蛋白(AFP)等检查可用于诊断及鉴别诊断。最终诊断需要依据病理检查结果。

(4)脑转移:患者一般具有肿瘤病史,颅内转移的原发灶在男性以肺癌、胃癌、肝癌、结肠癌及食管癌多见,女性则以乳腺癌、肺癌、结肠癌和肝癌多见。颅内转移一般病灶为多发,单发少见,多数颅内转移瘤的组织学形态同原发肿瘤,多较原发肿瘤分化差,免疫组织化学与原发肿瘤多类似。

查房问题2：该患者下一步的治疗有哪些选择？

（1）对症治疗：激素、脱水治疗，若出现癫痫，抗癫痫治疗。

（2）充分评估既往放疗范围和剂量，和放疗科医生讨论是否有再次放疗的可能性。

（3）手术：对于浅表的转移灶、病灶1～2个、KPS评分高、无脑外转移灶的患者可考虑手术治疗。

（4）化疗：患者诊断为乳腺癌术后脑转移，化疗是重要的姑息治疗手段，可以消除全身各处的微小转移灶及脱落的肿瘤细胞，延长生存期及改善患者生活质量。以前可选择可以透过血-脑屏障的药物，如环磷酰胺（CTX）、甲氨蝶呤、卡培他滨、顺铂、依托泊苷及司莫司汀，现在认为应该选择对乳腺癌敏感的药物，尤其是在患者的血-脑屏障肯定存在破坏的情况下。

续：该患者于2014.05.28开始口服来曲唑治疗至今。2014.07.23脑CT检查示（见插图5-6）：右侧颅底肿块较前缩小，侵及右侧颞下窝、翼内肌、翼外肌，右侧咽旁间隙闭塞，肿块向内压迫突入鼻咽腔。右侧上颌窦后壁等骨质密度异常，考虑骨转移可能。2014.12.10脑CT检查示（见插图5-7）：右侧颅底肿块较前缩小并见囊变，提示病情好转。

查房问题3：该病例的治疗体会是什么？

根据患者术后9年才出现复发转移，考虑激素受体阳性的可能性大，内分泌治疗有效的可能性大，使用来曲唑治疗后肿块虽然是疾病稳定（SD），但仍然还是有退缩的。

【实践9】 过敏性肺泡炎

LJ，女性，58岁。诊断：右乳腺癌术后（$pT_xN_2M_0$），肝转移，胸壁复发。

患者于 2009.09 行右乳改良根治术。术后病理检查示:右乳浸润性导管癌,Ⅲ级,淋巴结 6/14,ER++,PR++,HER2 +++。术后行表柔比星+多西他赛治疗 6 个周期,后服用他莫昔芬。2011.09 发现肝转移,行长春瑞滨+曲妥珠单抗治疗 6 个周期,最佳疗效达完全缓解(CR),后行曲妥珠单药维持治疗至 2012.08。之后行来曲唑治疗。2014.06.06 胸壁穿刺:见腺癌细胞。2014.06 开始行吉西他滨+紫杉醇化疗 4 个周期,末次化疗时间 2014.09.05。2014.09.08 开始发热 8 d,最高 39.3℃,诉干咳,无腹痛、腹泻。2014.09.18 胸部 CT 检查示:两肺多发斑片模糊影,部分类结节改变,建议抗炎后复查。经外院呼吸科会诊考虑过敏性肺泡炎,予以泼尼松(强的松)治疗 1 周后体温恢复。激素治疗 1 个月后复查胸部 CT 示(2014.10.29):前片所示两肺间质性炎症基本吸收好转,右肺上叶及左肺上叶小斑片影(见插图 5-8、5-9)。

查房问题 1:该患者的"过敏性肺泡炎"的诊断依据是什么?
过敏性肺泡炎是一种由易感个体反复接触变应原引起的以远端支气管、肺泡和肺间质肉芽肿样炎症改变为特征的免疫性肺部疾病。致病物质可以是微生物、动植物低分子化合物或药物,鸟型结核分枝杆菌复合物也可致病。过敏性肺泡炎可分为急性、亚急性、慢性 3 种类型。短期暴露于高浓度变应原后通常产生急性病变,4~8 h 内出现发热、咳嗽、呼吸困难等症状,两肺爆裂音,偶闻哮鸣音。亚急性发病较为隐匿,病程较长(数周至数月),有逐渐加重的咳嗽和呼吸困难,发热相对少见。持续的变应原暴露通常导致慢性病理类型,肺损害极少呈可逆性,终末期可出现呼吸衰竭。急性期高分辨率 CT 检查典型的变化是弥漫性边界模糊的小叶中心性结节影或磨玻璃样密度增高影。亚急性期病灶边界逐渐清晰,可见局限性小叶间隔增厚、线条状浸润影及马赛克征或气道陷闭塞征。慢性期以弥漫性间质纤维化为主,晚期发展为"蜂窝肺"。糖皮质激素对过敏性肺泡炎疗效明确。

该患者的诊断依据为：①变应原暴露史：紫杉醇和吉西他滨化疗；②紫杉醇可引起变应原特异性免疫反应；③症状发生于变应原（紫杉醇）暴露后；④CT检查示具有典型的过敏性肺泡炎的间质改变特点；⑤激素治疗后症状及肺部炎症明显好转；⑥排除其他诊断，如乳腺癌肺转移，必要时可以进行肺活检或肺泡灌洗液检查；以上均支持该患者"过敏性肺泡炎"的诊断。

查房问题2：该患者后续还能继续使用吉西他滨联合紫杉醇的化疗方案吗？

该患者后续绝对不能继续使用吉西他滨联合紫杉醇的化疗方案。若继续接触变应原，可再次激发机体的免疫系统，诱发过敏性肺泡炎的发生，反复多次发生过敏性肺泡炎后，病情转为慢性，最终导致肺部弥漫性间质纤维化，患者肺功能将严重受损。

肿瘤手术

6.1 保乳手术有哪些适应证

（1）肿瘤较小，适用于临床 T_1 及部分 T_2（直径＜4 cm）以下病灶。

（2）周围型肿瘤，位于乳晕下者常不适宜。

（3）单发性病灶。

（4）肿瘤边界清楚，如肉眼或显微镜下看不到清楚边界者常不适宜；保乳手术没有绝对的禁忌证，近年来认为只要能够保证切缘阴性就可以保乳。

6.2 穿刺病理为导管原位癌，手术发现腋窝淋巴结转移的原因

只有极少数患者在确诊为导管原位癌（DCIS）时伴有腋窝淋巴结转移，可能的原因是对伴有 DCIS 的浸润性导管癌或有微浸润或灶性浸润的 DCIS 患者，肿瘤原发灶取材不当、取材太少，未发现浸润性成分造成的。这种情况下，DCIS 与我们平时所指的 DCIS 有着本质的区别，应该按浸润性癌处理。

6.3 为什么乳腺小叶原位癌不建议行局部广切术治疗

小叶原位癌（LCIS）是一种起源于小叶和终末导管的非浸润性

乳腺癌。其特点为：①无明确临床表现和病理学大体表现,常在镜下偶然发现,癌细胞局限于管泡,未穿破基底膜;②在乳腺中分布呈多中心性;③往往伴发浸润性导管癌或小叶癌。需要注意的是,LCIS 并不进展为浸润性乳腺癌,而是发生浸润性乳腺癌的高危因素。治疗:①首选密切观察;②他莫昔芬,需评估患者情况和不良反应;③双侧预防性单纯乳房切除＋Ⅰ期重建,适用于不愿意接受长期随访的 LCIS 患者。因为 LCIS 是多中心性病变,不建议行局部广切术治疗。

6.4 预测乳腺癌非前哨淋巴结是否转移的预测指标有哪些

包括:①超过 1 个前哨淋巴结的转移;②前哨淋巴结中的癌转移灶＞2 mm;③前哨淋巴结有结外侵犯;④肿瘤周围血管或淋巴管侵犯;⑤原发灶肿块较大。

6.5 乳腺癌局部复发和区域复发的定义是什么

（1）局部复发(local recurrence):是指复发部位在同侧乳腺、同侧胸壁或皮肤及手术瘢痕处。

（2）区域复发(regional recurrence):是指复发部位在淋巴引流区,包括同侧腋窝淋巴结、锁骨上淋巴结、内乳淋巴结或者锁骨下淋巴结。

6.6 如何评估乳腺癌术后复发风险

根据复发危险,乳腺癌可分成低度危险组、中度危险组和高度危险组。

低度危险组患者是指:①T≤2 cm;②淋巴结阴性;③病理分级Ⅰ级;④ER 和(或)PR 表达;⑤HER2 无扩增或无强阳性;⑥血管淋巴管未累及;⑦年龄≥35 岁患者。以上 7 点需要同时满足。高度复发危险组是指淋巴结阳性数目≥4 个者；或淋巴结阳性数目 1～3 个，同时 HER2 阳性者；或淋巴结阳性数目 1～3 个，同时病理为三阴性乳腺癌。其他的均为中度复发风险组。需要值得注意的是，T＜1 cm 的 HER2 阳性乳腺癌，如果 ER 阳性，HER2 不影响预后；如果 ER 阴性，HER2 影响预后。

6.7 乳腺癌保乳手术如何判断切缘阴性

越来越多的研究显示在浸润性癌或导管原位癌无墨水着色即为乳腺癌保乳手术的切缘阴性(no ink on invasive carcinoma or ductal carcinoma *in situ*)。分析结果显示切缘阳性 (ink on invasive carcinoma or ductal carcinoma *in situ*)即使具有较好的分子生物学行为、进行内分泌治疗或者瘤床加量都不能降低同侧乳腺癌复发的风险，而更多的切缘 (比 no ink on invasive carcinoma or ductal carcinoma *in situ* 更大的切缘阴性)并不降低同侧乳腺癌复发的风险。复旦大学附属肿瘤医院已经开展了这项技术，希望国内没有开展这项技术的同行在这方面不要落伍。

6.8 早期乳腺癌的定义是什么

早期乳腺癌主要包括根据 TNM 分期为 Ⅰ 期、Ⅱa 期或 Ⅱb (T_2N_1)期的患者。

6.9 乳腺癌所有手术的名称和涵义是什么？

乳腺癌手术进步的里程碑：1880 年代 Halsted 成功完成乳房切除术，1981 年开始开展保乳手术，1993 年证实前哨淋巴结能够预测腋窝淋巴结的状态。

(1) 乳腺癌保乳手术(breast-conversing surgery)：由乳房手术和腋窝淋巴结手术两部分组成。

乳腺原发灶的切除术大体分为 3 种术式：①乳房肿瘤切除术

(lumpectomy),需要切除肿瘤周围 1 cm 的乳腺组织;②肿瘤广泛切除术(wide excision),需切除周围 2～3 cm 的乳腺组织;③乳房象限切除术(quadrantectomy),需切除肿瘤所在象限的全部乳腺组织、胸肌筋膜及部分皮肤。

腋窝淋巴结手术有前哨淋巴结活检术和腋窝淋巴结清扫术。

1) 前哨淋巴结活检术:术前在乳晕或肿瘤周围注射示踪剂,术中在腋下做一小切口,准确地将追踪到的第 1 站淋巴结,也就是前哨淋巴结切除、活检,若病理检查阳性则做腋窝淋巴结清扫术;病理检查为阴性则无须做腋窝淋巴结清扫术。

2) 腋窝淋巴结清扫术:清扫范围应包括 Ⅰ 水平(背阔肌前缘至胸小肌外侧缘)、Ⅱ 水平(胸小肌外侧缘至胸小肌内侧缘)的所有淋巴结,保乳手术清扫腋窝淋巴结的数目平均要求在 10 个以上,以保证真实地反映腋窝淋巴结的状况。有专家把保乳手术 + 腋窝淋巴结清扫术称为保乳根治术。

(2) 乳房单纯切除术(simple mastectomy):手术切除全部乳腺及胸肌筋膜,切除范围内有淋巴结应一并切除,但不行腋窝淋巴结手术。

(3) 乳腺癌改良根治术:由乳房单纯切除术 + 腋窝淋巴结手术两部分组成。乳房手术分为两种术式:①Patey-Dyson 术式,即保留胸大肌,切除胸小肌的术式;②Auchincloss 术式,即保留胸大肌和胸小肌的术式。

(4) Halsted 根治术:Halsted 根治术以肿瘤为中心,皮肤切除的范围应尽量在肿瘤外 3～5 cm,包括乳头、乳晕,切除整个患侧乳房、胸大肌、胸小肌及全部腋窝淋巴结,适用于肿瘤与胸大肌或其筋膜有粘连、临床腋窝淋巴结明显肿大或胸肌间淋巴结受累者。

6.10　乳腺癌肺转移的肺手术指征

对于乳腺癌原发肿瘤切除术后单纯肺转移患者是否对肺转移灶

进行手术及手术术式的选择仍存在争议。乳腺癌原发肿瘤切除术后单纯肺转移患者的手术推荐治疗策略:①有远处转移乳腺癌是全身系统性疾病,所有患者应该给予全身治疗,如化疗;②肺转移灶切除术对一些患者有益,如无病间期(DFI)>36 个月、转移灶数目<4 个;③手术方式以肺的楔形切除为主,但应该进行完全切除;④电视辅助胸腔镜手术是诊断的良好方法,但是肺转移灶切除术应尽可能进行开胸手术。

6.11　乳腺癌保乳术后同侧复发的再次手术指征

对于单灶复发或可手术的复发患者,补救性乳房切除术(salvage mastectomy)是标准治疗方法。补救性乳房切除术可以是全乳切除,如果乳房皮肤和乳头乳晕没有受侵犯,推荐施行保留皮肤乳房切除术(skin sparing mastectomy, SSM)或保留乳头乳晕复合体乳房切除术(nipple-sparing mastectomy, NSM)加Ⅰ期乳房重建成形。同时如果首次手术时未行腋窝淋巴结清扫,乳房切除术的同时可行Ⅰ/Ⅱ组腋窝淋巴结清扫。若以往曾经行腋窝淋巴结清扫,经临床或影像学检查发现淋巴结侵犯证据时可行腋窝手术探查或补充清扫。若复发范围广泛或累及皮肤,甚至呈现炎性乳腺癌表现,则需先行全身治疗后再考虑局部手术和(或)放疗。

临床具体实践

【实践1】 乳腺癌肝转移的肝脏手术指征

女性,46 岁。诊断:左乳腺癌术后,肝脏肉芽肿性炎术后。

患者于 2011.12.20 行左乳改良根治术,术后病理检查:(左乳)浸润性导管癌,Ⅲ级,肿块大小 3.5 cm,腋窝淋巴结 5/22。ER+,PR-,HER2+++,HER2 FISH 阳性,Ki-67+30%。术后行氟尿嘧啶+表柔比星+环磷酰胺化疗 3 个疗程,多西他赛化疗 3 个疗程。后曲妥珠单抗化疗 17 个疗程,戈舍瑞林＋他莫昔芬治疗。2012.08.27 腹部 CT 检查示:肝右叶近膈顶 T_2WI 略高信号影,建议结合临床,短期随访。2012.10.29 腹部 MRI 检查示:肝右叶膈顶结节灶同前相仿,结合病史,需考虑转移瘤表现,请结合临床及其他检查。2012.11.06 PET/CT 检查示:肝右叶转移可能。2012.11.22 行肝右叶特殊段切除术,术后病理检查:肝右叶肉芽肿性炎。

查房问题:临床考虑乳腺癌肝转移的患者的手术指征是什么?

乳腺癌肝转移患者绝大多数伴有局部复发和(或)其他部位的转移性病变。因此,手术切除率不高。对于仅发生局灶性肝转移或肝外转移病变得到很好的控制者,在肝功能正常情况下,手术如果能到达 R0(无肉眼可见残余病灶)切除且剩余肝体积在 25％～30％,那么手术是可行的。肝切除术采用何种手术术式仍无定论,标准的肝叶或肝段切除,以及"楔"形切除或挖除都有相关报道,但是缺乏大样本随机对照研究。综合文献报道,由于手术选择范围的限制,入选和排除标准不一,对手术适应证的掌握也存在差异。因此,手术治疗在乳腺癌肝转移患者中具有一定的局限性。

该患者临床病史、B 超、CT 和 MRI 检查结果均考虑肝转移,但是手术后的病理检查结果出人意料,再次证明病理诊断是"金标准"。

【实践 2】 转移性乳腺癌的乳腺手术指征

女性,33 岁。诊断:左乳腺癌肺、淋巴结转移。

2010.10.21 行左乳肿块活检病理(我院会诊):左乳浸润性导管癌,ER 少＋,PR－,HER2＋＋＋。2010.10.27 PET/CT 检查示:左乳肿块,左内乳链,纵隔,右肺门,左腋窝,左锁骨上淋巴结转移,两肺多发转移。2010.10.23 行曲妥珠单抗化疗 5 个周期,白蛋白紫杉醇＋卡铂化疗 4 个周期。化疗后左乳肿块及多发淋巴结明显退缩,双肺转移灶消失。2011.02.24 行左乳腺癌改良根治术,病理肿瘤大小:0.5 cm×0.5 cm×0.5 cm。浸润性导管癌(部分癌细胞退变,符合化疗后改变)Ⅱ～Ⅲ级,腋窝淋巴结 2/17。术后行曲妥珠单抗＋白蛋白紫杉醇(ABX)＋卡铂化疗 2 个周期。2011.05 开始口服卡培他滨,目前已治疗了 3 年余尚未发现进展,过程中曾短期使用曲妥珠单抗,后因经济原因未继续使用。

查房问题 1: Ⅳ期乳腺癌患者行原发灶手术的指征是什么?

转移性乳腺癌需要一个多学科的团队共同治疗,包括内科、放疗、外科、影像、姑息治疗专家和心理治疗师等。哪些初诊即有远处转移的患者适合局部治疗,目前并不十分清楚,目前研究倾向于 ER 阳性、骨转移、疾病负荷低或是那些对治疗反应好的患者最有可能从原发肿瘤的治疗中获益。此外,NCCN 指南对转移性乳腺癌手术治疗观点归纳如下:①转移性乳腺癌与原发肿瘤未经治疗的患者,首选全身治疗;②有以下症状者可以考虑在全身治疗后行相应手术,如皮肤溃疡、出血、真菌感染和疼痛并发症的患者;③通常手术只在局部肿瘤可以完整切除且其他部位的病变短期内不会威胁生命的情况下进行;④放疗可作为手术的替代方案。NCCN 指南中仅指出了治疗的主要原则,并没有对手术治疗的具体问题给出明确答案,原因是没有高级别的临床研究证据。

查房问题 2: 对于Ⅳ期乳腺癌患者,哪些药物适合维持治疗?

维持治疗必须同时满足两个条件:①必须是对转移性肿瘤有效的治疗手段。②同时患者可耐受该治疗手段,便于长时间应用,维持前期获得的疗效。维持治疗的两种选择:①原药维持,原来治疗方案继续应用。②换药维持,一种毒副反应小的新治疗方案替代原来的毒副反应大的有效方案,化疗、内分泌治疗、分子靶向治疗都可以作为维持治疗，单药口服化疗，如卡培他滨、长春瑞滨、依托泊苷；联合化疗，如多西他赛＋卡培他滨、长春瑞滨＋卡培他滨、长春瑞滨＋顺铂等；分子靶向治疗，如曲妥珠单抗、拉帕替尼。

查房问题3： 从该例Ⅳ期乳腺癌患者获得的经验是什么？

Ⅳ期乳腺癌的治疗疗效较以前有明显的改善，HER2阳性复发或转移性乳腺癌的中位生存已经接近5年。对于每一位Ⅳ期乳腺癌患者，我们都会尽一切可能，争取治愈或达到长期的无疾病进展状态。

7

肿瘤放疗

肿 瘤 科 常 见 诊 疗 问 题 问 答

7.1 为何乳腺癌骨转移患者开始不选择内放疗

乳腺癌骨转移患者一般生存时间较长。因内放疗导致骨髓抑制严重影响其后续治疗,尤其是化疗和生活质量;乳腺癌的全身治疗效果较好,故不推荐内放疗。

7.2 乳腺癌骨转移放疗适应证有哪些

包括:①有骨折风险;②脊髓压迫;③出现难以控制的骨转移相关的疼痛。

7.3 放疗导致的心脏毒性有哪些危险因素

联合蒽环类化疗药物,肿瘤位置靠近心脏,年龄<18 岁,伴有心脏基础疾病,心脏照射总剂量>30 Gy 等。

7.4 细胞周期中哪些期对放疗敏感

M 和 G2 期的细胞对放疗敏感,而 S 期和 G1 期的细胞对放疗不敏感。

7.5 放射性皮肤损伤的早、晚期反应的表现

（1）碰到放射治疗多年后的患者，仅仅通过视诊，就能知道以前的放射皮肤损伤的严重程度。

（2）放疗早期反应：高能 X 线照射的表皮量低，只出现色素沉着、毛囊扩张、脱发等放射性干性皮肤反应。常规 X 线或电子线照射的反应较重，剂量在 30～40 Gy 即可出现湿性皮肤反应（表皮浮起、水泡、溃破）。出现湿性皮肤反应时应停止放疗，保持射野内皮肤干燥洁净，外用抗炎药物以预防合并感染，忌用乙醇、碘酊、红汞、胶布、膏药等，轻者 7～10 d，重者 2～3 周可完全愈合，但可能留有瘢痕。

（3）放疗晚期反应：皮肤及皮下组织的改变因放射物理条件，照射面积、时间剂量及个体差异等因素不同，并发症的程度亦各异。皮肤及皮下组织的并发症出现较晚，表现为照射区皮肤，特别是皮下组织，甚至肌肉的纤维化，挛缩，进而缺血、坏死。可引起放射性溃疡，但少见。如果发生，则治疗非常困难。因此，重要的在于预防；要选择合适的放射线，正确掌握时间剂量因素，照射范围要适当，及时调整照射野，避免照射野重叠形成超量区。注意保护照射区的皮肤，避免外伤及刺激。对曾有皮肤湿性反应并已形成放射花斑样瘢痕者要注意保护，避免一切理化刺激，已有溃破者应给予局部清洁、抗炎，增加营养。若保守治疗无效，可进行清创后＋皮瓣移植手术。

7.6 放射性肺炎如何诊断

胸部肿瘤如乳腺癌、食管癌、肺癌和其他恶性肿瘤接受放射治疗后，在放射野内的正常肺组织发生放射性损伤，表现为炎性反应，称为放射性肺炎。肺照射 20 Gy 后即会产生永久性损伤，照射 30～40 Gy/3～4 周后，所照射的肺呈现急性渗出性炎症。这种改变，所有受照射的肺都有，但大多数无症状；此时若有感染，即产生症状，称为急性放射性肺炎。若不产生症状，照射结束后，炎症逐渐吸收、消

散,逐渐形成不同程度的进行性血管硬化及肺实质纤维变,重者肺脏发生广泛纤维化,导致呼吸功能损害,甚至发生呼吸衰竭。

诊断要点和鉴别诊断如下。

(1)有胸部接受大剂量或照射范围广的放射治疗病史;或年老、体弱者,原有肺部疾病,有接受放射治疗的病史。

(2)症状:轻者可无症状;一般在放射治疗后 2～3 个月出现刺激性干咳、气急、胸痛,呈进行性加重,有时发热。肺纤维化明显时呼吸困难加重并有发绀。

(3)体征:胸部放射治疗部位皮肤萎缩变硬,照射区肺部叩诊呈浊音,可闻及干湿啰音。

(4)胸部 CT 检查:急性期肺内有片状密度增高的模糊阴影,其间隐约可见网状阴影,范围与照射部位相一致。慢性期表现为肺纤维化,可见条状或团块状收缩阴影,或局限性肺不张,纵隔向患侧移位,横膈升高,需与肺转移性癌相鉴别;若将放射性肺炎误认为肺转移性肿瘤,继续放射治疗,可造成死亡。放射性肺炎的诊断要点:部位一般与照射野相符,经足量放射引起肺纤维化,使肺和纵隔组织形成团块,但无肿瘤复发证据,也无其他器官的转移。

7.7 放射性肺炎如何预防与治疗

(1)预防:为了预防放射性肺炎的发生,应严格掌握放射野、时间与剂量。乳腺癌做放射治疗,最好做切线野,甚至调强适形放疗,尽量避免肺部的损伤。在放射治疗的过程中,应严密观察患者有无呼吸道症状及体温升高。X 线检查发现放射性肺炎,应及时停止放射治疗。

(2)治疗方法主要是对症治疗。继发肺部感染,给予抗生素。肾上腺皮质激素可能减轻愈合时的纤维化程度,并减轻气急症状。一般用泼尼松,每天 40 mg,分 4 次服用,以后逐渐减量,直至每日量 10 mg,全程 3～6 周。如伴有肺水肿和(或)气急,用等效剂量的地塞米松。急性严重患者须给予氧气吸入,并预防心力衰竭。轻度急性放射性肺炎可自行消散。严重病例可发生呼吸衰竭、肺动脉高压、肺源性心脏病和右心衰竭。

7.8 乳腺癌放疗指征有哪些

(1) 胸壁照射:①肉眼或镜下肿瘤残存;②腋淋巴结转移≥4个;③T₃期肿瘤伴腋淋巴结转移或血管/淋巴管癌检;④病灶数≥2个而且不在同一象限。近年来,推荐对腋窝淋巴结1～3个阳性者,只要有其他局部复发因素者,也需要考虑行胸壁放疗。

(2) 锁骨上区照射:①腋顶淋巴结转移者;②内乳淋巴结转移者;③腋窝淋巴结转移未清扫腋顶者;④不在同一腋水平的腋窝淋巴结转移≥4个。

(3) 内乳区照射的指征选择可以参照下述原则并严格掌握:①腋淋巴结转移≥4个;②广泛的血管淋巴管癌栓;③肿瘤穿破淋巴结包膜。内侧和乳晕区肿瘤>3 cm。

(4) 右侧乳腺癌放疗指征稍宽。

(5) 腋窝区照射的指征选择为:①腋淋巴结转移≥4个,而且在≥2个水平;②腋淋巴结转移≥10个或腋淋巴结转移率≥50%;③腋淋巴结转移穿破包膜。

7.9 放疗相关的软组织恶性肿瘤的诊断要点有哪些

临床上必须具备两个条件:①发生肉瘤的部位必须在放射野内;②临床出现肉瘤前有较长的无症状潜伏期,一般认为至少3～4年,平均10年以上。

7.10 放疗相关心脏病变通常发生在放疗结束后多长时间

放疗相关的心脏病变通常发生在放疗结束后6～12个月以后。

7.11 乳腺癌脑转移的治疗原则有哪些

对转移灶数目不超过 3 枚,并且没有脑膜转移的患者可首选立体定向放疗;单个且位于可手术部位,卡洛夫斯基行为评分(KPS)>70 分的患者可选择手术治疗,在转移灶不超过 3 枚的患者中可结合患者一般情况及手术的安全性而综合决定;在单灶脑转移,同时最大径不超过 4 cm 的患者中,全脑放疗基础上通过立体定向放疗进行加量不但可以改善局部控制率,而且可以改善生存率;对于非单个病灶的脑转移患者,全脑放疗基础上的选择性的立体定向放疗加量是有益的,但尚未被认为是必需的治疗组成部分;对于脑转移数目超过 3 枚(也有文献支持 4 枚),或者有脑膜累及,或者虽然转移灶数目不超过 3 或 4 枚,但是合并有未控制的全身疾病播散及 KPS<70 分的患者,首选在皮质激素和脱水基础上的全脑放疗;全身治疗包括化疗、激素受体阳性乳腺癌患者可接受内分泌治疗及对于 HER2 过表达型乳腺癌脑转移患者可接受靶向治疗。

近年来,由于全身药物治疗的进步,HER2 阳性乳腺癌的脑转移的生存明显改善。因此,越来越多地强调患者的生活质量,进而在国外全脑放疗的比例越来越少。

7.12 乳腺癌脑转移患者在什么情况不再考虑放疗

脑转移放疗禁忌证包括:已经有脑坏死的证据;照射剂量超过 60 Gy 的区域较大及肿瘤在脑部的某些特殊空间位置;接受 40 Gy 全颅放疗和伽玛刀治疗,因为这时某些特殊放疗区域的放疗剂量已超过 60 Gy。

7.13 影响乳腺癌脑转移生存的主要预后指标是什么

结合乳腺癌脑转移患者年龄、KPS 和分子分型的乳腺癌特异性预后指数乳腺-促生长活性(breast-GPA)可以有效区分不同预后的乳腺癌脑转移患者(表7-1)。

表7-1　影响乳腺癌脑转移生存的主要预后因素

预后因素	0	0.5	1.0	1.5	2.0	得分
KPS	≤50	60	70～80	90～100	N/A	
分子亚型	Basal	N/A	LumA	HER2	LumB	
年龄	≥60	<60	N/A	N/A	N/A	
总分						

注:中位生存期(月):GPA 0～1.0=3.4;1.5～2.0=7.7;2.5～3.0=15.1;3.5～4.0=25.3。Basal:基底样乳腺癌

7.14　哪些皮肤特征可以提示乳腺癌患者在既往的胸壁放疗时出现了明显的皮肤反应

主要有3个特征可能提示乳腺癌患者在既往的胸壁放疗时出现了明显的皮肤反应:①胸壁局部皮肤色素沉着;②胸壁局部皮肤毛细血管增生;③胸壁局部皮肤明显变薄。

临床具体实践

【实践1】　乳腺癌骨转移的骨放疗指征

ZRM,女性,57岁。诊断:左乳腺癌术后(p $T_2N_1M_0$,ⅡB期)胸壁复发,淋巴结转移,骨转移。

2007.06患者无意间扪及左侧乳腺肿块,位于外上象限,大小约1.5 cm,未治疗。2007.11自觉肿块较前稍有增大,遂至外院就诊。2007.11.26外院B超检查示:左侧乳腺占位,转移(MT)可能,BI-RADS:4B。2007.12.13在外院行左侧乳腺癌改良根治术,术后病理检查示:左乳浸润性导管癌,Ⅲ级,肿瘤2.5 cm,脉管内见癌栓,左腋下淋巴结3/14,ER+++,PR++,

HER2＋，Ki－67＋20％。术后予EC×4程序贯T×4程方案化疗。2008.06.28在我院行左侧胸壁＋左侧锁骨上下区域放疗，DT:50 Gy/25 Fx。放疗后予来曲唑治疗。2011.02发现左侧胸壁结节，穿刺:见肿瘤细胞，予阿那曲唑治疗。2012.03 ECT检查示:T_2转移可能;胸部CT检查示:左侧锁骨上肿大淋巴结，考虑转移。2012.04 MRI检查示:T_2见骨质破坏，伴压缩性改变，符合骨转移。左侧锁骨上淋巴结穿刺:见肿瘤细胞。2012.04开始予唑来膦酸治疗，并换用依西美坦治疗。2012.04行T_2椎体放疗，DT:30 Gy/10 Fx。2013.08患者出现髋关节和腰部疼痛，MRI检查示:右侧髋骨和L3转移。2013.09开始予氟维斯群治疗，同时予以右侧髋骨和L3转移病灶姑息性放疗，末次放疗时间2013.10.13。放疗后疼痛较前缓解，但放疗后患者反复出现Ⅱ°白细胞计数下降和中性粒细胞下降，无发热，予非格司亭(瑞白)针对症处理后恢复正常。

查房问题: 什么是乳腺癌骨转移的骨放疗指征?

主要适应证:有症状的骨转移灶，用于缓解疼痛及恢复功能;选择性用于负重部位骨转移的预防性放疗，如脊柱或股骨转移、预防病理性骨折。该患者进行了2次放疗，都有明确的指征。

【实践2】 乳腺癌脑转移的诊治进展

WY，女性，45岁。诊断:右乳腺癌术后($pT_1N_2M_0$)，脑、肝、骨转移。

患者2008.08.21行右乳癌改良根治术——Auchincloss，术后病理检查示:右乳浸润性导管癌，Ⅱ级，部分为浸润性微乳头状癌，伴有多量导管原位癌(中-高级别)成分，肿瘤1.2 cm，脉管内见癌栓。右腋下淋巴结4/28，ER＋，PR＋＋，HER2＋＋，HER2 FISH阳性。术后于2008.08.28起给予FEC×3序贯TH×3

方案辅助化疗,末次化疗 2009.01.20,继续予曲妥珠单抗(赫赛汀)至 2009.11。2009.02.03 起右侧胸壁 + 右侧内乳 + 右侧锁骨上放疗,总剂量为 50 Gy/25 F。同期开始他莫昔芬(TAM)治疗,2009.06 至 2011.09 期间不规则接受戈舍瑞林(诺雷德)治疗,末次月经 2009.10。期间定期随访无殊,2012.05.28 MRI 检查提示肝转移。2012.06.05 予紫杉醇联合曲妥珠单抗化疗 8 疗程,末次化疗时间 2012.12.17,最佳疗效达部分缓解(PR)。2012.12.25 至 2013.07.18 予以单药曲妥珠单抗维持治疗。2013.07.24 脑 MRI 检查发现脑多发转移。于 2013.07.31 至 2013.08.13 在我院行全脑放疗。2013.08.14 开始拉帕替尼单药治疗,于 2013.08.19 开始行拉帕替尼 + 卡培他滨治疗。2014.08.21 脑 MRI 检查示小脑转移灶较前进展。2014.08.25 于上海伽玛刀医院行右侧小脑转移灶伽玛刀治疗,2014.09 复查脑 MRI 示小脑转移灶较前不明显。2014.09.09 继续拉帕替尼 + 卡培他滨治疗中(见插图 7-1~7-8)。

查房问题 1:转移性乳腺癌患者在化疗过程中出现了脑转移该如何治疗?

手术、立体定向放疗(sterrotactic radiosurgergy,SRS)、全脑放疗(whole-brain radiotheapy,WBRT)为乳腺癌脑转移的一线治疗方法,具体如下。

(1) 对症治疗:激素 + 甘露醇 + 利尿剂,如果出现癫痫,可加用抗癫痫药物,如苯妥英钠、地西泮等。

(2) 全脑放疗:适应证为颅内多发肿瘤、肿瘤位于不适合手术或者 SRS 及一般状况尚可。

(3) 立体定向放射外科学:适应证为颅内 1~3 个转移灶、瘤体直径<3 cm、全身疾病被控制及 KPS 评分较高。

(4) 手术:适应证为浅表转移的 1~2 个病灶、KPS 评分较高、无脑外转移。

（5）化疗：应该选择对乳腺癌敏感的药物。

（6）靶向治疗：拉帕替尼是小分子，较易透过血-脑屏障；曲妥珠单抗是大分子，不易透过血-脑屏障，但在有效的局部控制脑转移的情况下使用是获益的。

（7）内分泌治疗：他莫昔芬+芳香化酶抑制剂。

查房问题2：若该患者接受了全颅放疗，后续应该如何治疗？

如果既往曾经接受过全脑放疗，复发或进展的肿瘤负荷仍然较小，在既往对放疗有反应的前提下，可以谨慎考虑对复发/进展病灶进行立体定向放疗作为姑息治疗；多发转移灶的患者一般都曾经接受过全脑放疗，原则上首选全身治疗和对症支持治疗。再次放疗必须极其个体化地评估既往疗效，权衡本次治疗可能的获益和损伤的前提下和患者及家属充分交流后考虑。

查房问题3：若该患者在接受全颅放疗后半年，发现一个小脑病灶有明显增大，下一步该如何处理？

与幕上转移癌不同，小脑转移癌除肿瘤本身占位外，易压迫第Ⅳ对脑神经，引起梗阻性脑积水。因此，颅内压增高症状出现较早且多见。此外，还有一部分患者表现为后组脑神经损害症状、精神症状及小脑损害症状。治疗以手术治疗（全切术或部位切除术）为主的综合治疗，包括术后化疗和放疗。

查房问题4：通过该病例所获得的经验是什么？

乳腺癌脑转移患者以前的中位生存是3～6个月，该例患者经过积极的治疗已经生存了14个月，而且最近检查未显示肿瘤进展的任何证据。

【实践3】 放射性肺炎的诊治

ZMM,女性,71 岁。诊断:①左锁骨上淋巴结转移性低分化癌,食管来源可能大;③左乳腺癌术后($pT_1N_0M_0$);③高血压;④甲状腺功能减低症。

患者于 2012.11 起出现全身性疼痛,以左膝关节、胸腹部疼痛为重,2012.07 起出现吞咽困难及咳嗽。2012.12 检查发现左锁上淋巴结肿大,活检示:(左锁骨上)淋巴结转移性低分化癌,CK7+,CK20-,ER-,PR+(5%,弱),HER2+,GCDFP15-,MaM1 部分+,Ki-67+40%～60%。2012.12.13 胃镜检查示:食管中段局限性隆起(外来压迫可能性大)。病理检查示:(食管)炎性肉组织中见散在异型细胞,鳞状上皮轻度增生,如临床疑恶,请重复活检。2012.12.14 行 PET/CT 检查示:左侧乳腺癌治疗后,左侧锁骨区、纵隔内、腹膜后散在肿大淋巴结,伴 FDG 代谢异常增高,结合病史,考虑肿瘤转移所致。经胸部多学科讨论,原发灶考虑为食管来源可能性大,建议行局部放疗以减轻疼痛症状。于 2013.01.15 至 2013.02.26 开始行左锁骨上、纵隔、腹膜后转移性淋巴结局部放疗,分上下两段照射,均予 DT:50.4 Gy/28 Fx。2013.04.14 胸部 CT 检查:右侧气管食管沟及纵隔多发肿大淋巴结较前缩小;两肺间质性肺炎。但双肺出现放射性肺炎征象,考虑放射性肺炎可能。予以地塞米松+头孢呋辛抗感染治疗,但胸闷症状改善不明显,2013.04.29 起予以地塞米松+亚胺培南西司他丁钠联合抗感染治疗。2013.05.01 起患者出现胸闷气急加重,动脉血气分析提示 I 型呼吸衰竭,低钾血症,低钠血症,代谢性碱中毒,积极对因、对症治疗效果不明显。2013.05.09 起出现严重中枢神经系统异常、意识丧失,血流动力学不稳定,2013.05.10 由于呼吸及循环系统衰竭死亡(见插图 7-9、7-10)。

查房问题 1：放射性肺炎的定义是什么？

放射性肺炎（radiation pneumonitis，RP）是胸部肿瘤照射最常见的剂量限制性并发症，是胸部肿瘤放射治疗过程中部分正常组织不可避免地受到照射损伤后的炎症反应。轻者无症状，严重放射性肺炎可出现肺广泛渗出或纤维化，临床导致呼吸功能障碍，甚至死亡。13%～37%的接受过根治性胸部肿瘤的放疗者发生 RP。发生时间一般在放疗后 6 周～6 个月，发生亚临床功能和影像学改变的比例更高。RP 一旦发生，往往向肺纤维化发展，常不可逆转，且无特效疗法。因此，及时预测、预防 RP 的发生显得尤为重要。

查房问题 2：应如何诊断放射性肺炎？

（1）高危因素：高龄；伴随肺部病变、吸烟史、肺功能差；接受胸部放疗。

（2）放射性肺炎影像学表现如表 7－2 所示。

表 7－2　放射性肺炎的影像学证据

分　期	X 线征象	CT 征象
早期渗出为主（1～3 月）	片状浸润，毛玻璃样改变或大片密度增高影	照射野内散在淡薄毛玻璃样改变，或与靶区一致的大片实变影，其间可见支气管充气征
中期气道异常（3～6 月）	早期间质改变，肺纹理模糊增多	肺纹理模糊，间质增厚，病灶超越肺段、肺叶分布的肺不张，条索状影与胸膜牵拉移位
晚期间质改变，纤维增生为主（6 个月以上）	密度增高的网状和不规则条索阴影边界清晰，伴胸膜增厚及纵隔移位	肺容积缩小，纤维条索影增多，小叶间隔增厚，同侧胸膜增厚及支气管肺门、纵隔牵拉移位

（3）临床表现：

1）急性放射性肺炎：多发生于接受放射治疗后 1～6 个月，多表现为气短、咳嗽、低热、胸膜炎性疼痛。

2) 晚期放射性肺炎:进行性慢性肺气肿,通常在放射治疗后数月,甚至数年后发生。

查房问题 3:放射性肺炎的治疗原则是什么?

(1) 对临床无症状的轻症患者可不予以特殊的处理。

(2) 急性放射性肺炎治疗目的为减轻症状,最常用而有效的方法主要用肾上腺皮质激素联合抗生素,辅以吸氧、平喘止咳等对症治疗。症状明显者需要加用广谱抗生素预防感染。

【实践 4】 脑转移放疗后脑积水的诊治

HS,女性,33 岁。诊断:左乳腺癌术后($ypT_2N_3M_0$,ⅢC 期),脑、骨、淋巴转移,胸壁复发,胸腔积液,心包积液。

2010.11 发现左乳头外上及左腋窝无痛性肿块,行空芯针穿刺活检提示浸润性乳腺癌,腋窝淋巴结检查示癌转移。予表柔比星 + 环磷酰胺新辅助化疗 2 个疗程。2011.12 行左乳腺癌改良根治术,术后病理检查:肿瘤位于乳头下,大小 5 cm×3 cm×2.5 cm,浸润性导管癌Ⅲ级,腋下淋巴结 14/19,ER -,PR -,HER2 -,Ki - 67>50%。术后行多西他赛 + 顺铂辅助化疗 6 个疗程。因头痛、视物模糊、视野缺损于 2012.11 PET/CT 检查发现脑转移、多发骨、淋巴结、软组织转移,行全颅放疗(DT:3 900 cGy/13 Fx),放疗期间未遵医嘱行正规的脱水治疗。放疗同时予以吉西他滨 + 奥沙利铂化疗 8 个周期,最佳疗效部分缓解(PR)。全颅放疗后上述中枢神经系统症状消失。2012.11.27 PET/CT 检查示:左顶叶见低密度水肿区,左枕叶见软组织密度影伴环形代谢增高灶(直径约 3.0 cm,SUV_{max} = 23.4),其周围为低密度水肿区(见插图 7 - 11)。2013.03.29 脑 MRI 检查示:左顶枕叶可见不规则低密度影,周围可见水肿,增强后可见病变轻度不均匀强化,延迟后可见强化逐渐明显,双侧脑室稍大(见插图 7‑12）。2013.06.03 脑 MRI 检查示:左顶颞枕叶可见不规则低密度影,周围可见明显水肿,增强后可见明显不均匀强化。病灶囊变区域增大,强化减弱,水肿稍明显,脑室稍大(见插图 7‑13）。2013.12.24 脑 MRI 检查示:左顶枕叶异常强化灶稍小,左额叶小片低密度灶,周围水肿,脑积水(见插图 7‑14）。2014.05.20 脑 MRI 检查示:左侧枕叶强化,双侧脑室积水(见插图 7‑15）。

查房问题 1:乳腺癌脑转移全颅放疗后出现脑积水该如何处理?

乳腺癌脑转移行全颅放疗可能会加重局部的脑水肿,所以常规需要予甘露醇脱水治疗。该患者行全颅放疗后,左侧枕叶病灶退缩良好,相应的中枢神经系统症状也迅速消失,但该患者未遵医嘱在放疗结束后接受甘露醇、地塞米松的脱水治疗。放疗后逐渐出现局部放疗区域的脑水肿,经脱水治疗后,脑水肿虽然消退良好,但出现了明显的双侧脑室积水,临床较为少见,是否与患者全颅放疗期间未行正规的脱水治疗有关尚不明确。

查房问题 2:该患者的治疗经验是什么?

乳腺癌脑转移的中位生存期为 3～6 个月。该患者为三阴性乳腺癌,脑转移后存活已超过 18 个月,总体治疗是成功的。

查房问题 3:三阴性乳腺癌使用含铂方案的疗效如何?

国外的肿瘤科医生更倾向于使用卡铂,主要出于对顺铂的高致吐性的顾虑,而我院已经证明顺铂对于三阴性乳腺癌是有效的,且通过有效的止吐方案及连续 3 d 的水化方案,顺铂所致的严重呕吐的发生率远远低于预期想象,肾毒性的发生率为 0。另外,我院最新确定了奥沙利铂对于三阴性乳腺癌的疗效也是不错的,并且使用铂类药物≥2 个的患者预后较好。

【实践5】 放射性脊髓炎的诊治

LH,女性,65 岁。诊断:①左乳腺癌术后($pT_2N_0M_0$,ⅡA期)肝、淋巴结、骨转移;②放射性脊髓炎。

患者于 2001.06.18 外院行左乳腺癌改良根治术,术后病理检查示:浸润性导管癌,3.5 cm×2.5 cm×1.0 cm,腋下淋巴结 0/9,ER-、PR-。术后未行化疗,口服他莫昔芬治疗 3 年。2009.08 发现双侧锁骨上淋巴结及纵隔淋巴结转移,穿刺病理检查示:(左锁骨上淋巴结)转移性腺癌,行长春瑞滨+顺铂化疗 6 个疗程,最佳疗效为疾病稳定(SD)。2010.01 至 2010.02 外院行纵隔+双侧颈区放疗,放疗剂量 DT:6 000 cGy/30 次。2010.04 至 2010.08 行 FEC 化疗 6 个周期,最佳疗效疾病稳定(SD)。2010.12 月发现新发右颈部淋巴结肿大,穿刺检查示:转移性腺癌,于 2010.12 至 2011.02 至外院行颈部放疗(具体不详)。2010.05 开始服用依西美坦治疗,于 2011.06 自行停药。2012.08 外院腹部 MRI 检查示:肝脏多发转移。2011.08 出现双下肢行走障碍,右腿运动障碍(半切综合征),右腿僵直,左腿感觉障碍,触碰针刺无感觉。外院诊断:放射性脊髓炎。目前右腿僵直,左腿感觉障碍较前好转。

查房问题 1: 放射性脊髓炎的诊断依据是什么?

放射性脊髓病的诊断依据包括:①有肿瘤放射治疗病史,且脊髓包括在放射野内,照射剂量一般>40~45 Gy,潜伏期>6 个月。②有脊髓受损症状及体征,并与脊髓 MRI 检查显示的病变改变范围基本一致。③排除其他病因,如脊髓肿瘤、病毒性脊髓炎、脊髓空洞症、多发性硬化等。④诊断主要依赖 MRI 检查,如脊髓病变在 MRI 上表现为连续性多节段异常,增强 MRI 检查显示斑点状或环状强化,且脊髓水肿。注意:X 线检查、椎管造影、CT 检查对本病无直接诊断价值。该患者接受了两次颈部放疗结束后,第 1 次 30 个月前,第 2 次 20 个月前,发生横断性脊髓损伤,加上 MRI 检查提示脊髓炎改变,又排除了其他病因,故考虑诊断为放射性脊髓炎。

查房问题 2: 如何治疗放射性脊髓炎?

放射性脊髓炎的早期治疗以减轻水肿、抑制免疫反应及改善血液循环为主,如大剂量激素和大剂量 B 族维生素,辅以脱水、改善微循环等;恢复期则以促进神经修复为主,主要药物如 B 族维生素和神经营养药物等。有报道显示,高压氧综合治疗可以缓解放射性脊髓炎的临床症状进展。

查房问题 3: 治疗该病例的经验和教训是什么?

(1) 放疗科医生应该仔细询问患者的病史,尤其是以前的放疗史、放疗剂量和毒副反应等,尽量不要在同一个部位再次放疗,除非出现了一些必须使用放疗来紧急控制病情的情况。

(2) 如果临床医生怀疑以前激素受体的表达情况与患者的病史不符,应该建议重新检测。因为现在无论是检测的技术还是激素受体的判读标准都已经进行了更新。

(3) 放射性脊髓炎来势凶猛,但如果急性期控制良好,尽管不能完全治愈,但是可以使病情稳定或有所改善。该患者被诊断为放射性脊髓炎后 1 年,右腿僵直、左腿感觉障碍较前好转。

8

抗肿瘤药物治疗

8.1 氟维司群为何不能用于绝经前

氟维司群与 ER 的结合率为 80% 左右,比他莫昔芬要低。750 mg 剂量水平对绝经前的雌激素受体(ER)抑制效果欠佳,且不良反应较大。更大剂量的氟维司群的使用有技术上的困难,由于氟维司群的溶解度有限,5 ml 溶剂只能溶解 250 mg 氟维司群。因此,对于绝经前患者需要联合戈舍瑞林(诺雷德)等药物使其达到绝经水平。故目前推荐为绝经后使用,每次 500 mg。

8.2 曲妥珠单抗(赫赛汀)除了阻断 HER2 信号通路以外还有什么其他作用机制

包括:①降低细胞膜 HER2 蛋白浓度;②使 HER2 降解;③抗血管生成;④抗体依赖性细胞毒性(ADCC)作用。

8.3 T-DM1 为何种药物

靶向载体载荷技术与曲妥珠单抗相结合,生产出药物 T-DM1。DM1(美登素)是一种半合成药物,通过抑制微管功能,杀死肿瘤细胞。曲妥珠单抗-DM1(T-DM1)通过将抗体和化疗药物共轭连接(antibody-drug conjugate, ADC),形成曲妥珠单抗-DM1(T-DM1)轭合物。DM1 附着于曲妥珠单抗后,以 HER2 阳性的乳腺癌细胞为靶点,通过受体介导的内化作用进入肿瘤细胞,释放出 DM1,特异性地杀灭 HER2 阳性的肿瘤细胞,而对 HER2 阴性的正常细胞无毒性。细胞株研究提示对曲妥珠单抗和拉帕替尼均耐药的细胞株,T-DM1 可能通过有丝分裂灾难(mitotic catastrophe)机制来抑制肿瘤细胞生长。在一项多中心、开放的单中心Ⅱ期临床试验中,通过 T-DM1 治疗晚期 HER2 阳性的乳腺癌患者(包括曾经接受过化疗或曲妥珠单抗靶向治疗的患者),单药有效,耐受性良好,并且对先前接受过拉帕替尼的患者也有相似的抗肿瘤效应。EMILIA Ⅲ期随机试验数据表明,T-DM1 用于曲妥珠单抗耐药性 HER2 阳性乳腺癌较卡培他滨+拉帕替尼更能延缓肿瘤进展,延长总生存期,毒性也更小。

8.4 紫杉类和长春碱类药物为何要监测胆红素

该类药物主要通过胆道排泄,对梗阻性黄疸的患者禁用,对总胆红素>1.5 正常上限(ULN),碱性磷酸酶(ALP)>2.5 ULN(肝转移患者 ALP>5 ULN), ALT 和(或)AST>3 ULN[肝转移患者 ALT和(或)AST>5 ULN]者需要谨慎使用。

8.5 何为乳腺癌患者的第 2 次辅助治疗

对于行保乳手术或改良根治术后的乳腺癌局部复发者,如乳腺内复发或胸壁单个病灶,可以先采用手术完整切除肿瘤或者根治性放疗。其后的辅助化疗的价值近年来得到了肯定。但如果复发病灶为多个,还是以化疗为主。

8.6 胃黏膜相关淋巴组织淋巴瘤(MALT)与幽门螺杆菌(HP)有关,是否应该抗 HP 治疗

胃 MALT,即胃黏膜相关淋巴组织淋巴瘤,可以行抗幽门螺杆菌(HP)治疗,而不是化疗。但是对于 t(11:18)异位者,抗 HP 治疗效果差,可以考虑放疗,同时需要注意化疗后引起的消化道穿孔,首

次剂量不宜给足。

8.7 化疗药物联合使用的原则是什么

包括：①单药有效；②无重叠毒性；③作用机制和耐药机制不一样。④合适的剂量和周期。对于细胞周期特异性药物：作用一般偏弱，输注慢，多用维持给药持续静脉输注（CIV），呈时间依赖性；而非细胞周期特异性药物：作用较强，输注快，多用静脉注射（IV）或者胃肠道（GI）给药，呈剂量依赖性。

8.8 绝经前患者停用内分泌药物后多久会有月经

他莫昔芬对于卵巢功能也有抑制作用，停用一般在 2～3 个月后出现月经，而戈舍瑞林（诺雷德）等药物停用后需要 6 个月左右有月经。

8.9 对于内脏转移患者，选择单药还是联合化疗治疗

联合用药的适应证包括：①年轻；②内脏转移发展较快；③辅助化疗结束到复发时间短；④肿块体积较大；⑤估计单药疗效不佳。

8.10 为何对于 HER2 阳性的患者不可放弃蒽环类药物

拓扑异构酶 II A（TOP II A）是蒽环类药物的作用靶点之一。TOP II A 与 HER2 均位于 17 号染色体上，约 35% 的乳腺癌患者存在 HER2 和 TOP II A 共扩增。因此，有 35% 的 HER2 阳性的患者对蒽环类药物反应较好。

临床上，如果遇到 HER2 阳性患者由于经济原因无法使用抗HER2 治疗药物，建议治疗方案中应包括蒽环类药物。

8.11　PARP 抑制剂作用机制是什么

多 ADP－核糖聚合酶(poly ADP－ribose polymerase，PARP)是 DNA 修复酶,很多恶性肿瘤高度表达 PARP,能够对化疗或细胞毒素造成的 DNA 损伤进行修复,从而降低了化疗的疗效。目前有 veliparib、奥拉帕尼(olaparib)和 BSI－201 等 PARP 抑制剂在不同临床研究中探索疗效。

8.12　他莫昔芬为何既有抗雌激素作用又有拟雌激素作用

他莫昔芬药物有两种同分异构体:Z 反式具有抗雌激素作用;E 顺式有弱雌激素作用。另外,他莫昔芬发挥的抗雌激素或者雌激素样作用还取决于组织器官的部位和用药的持续时间等(即"时空效应")。

8.13　晚期乳腺癌内分泌治疗的适应证是什么

包括:①ER/PR＋;②骨或软组织转移;③无症状的内脏转移;④距首次治疗后复发时间＞2 年;⑤如 ER/PR 状态不明,对于进展缓慢者也可以考虑使用。近年来,强调对复发或转移灶重新取活检,检测激素受体状态来指导临床用药。

8.14　乳腺癌内分泌治疗中 AI 使用如何选择

3 种芳香化酶抑制剂(AI)(包括来曲唑、阿那曲唑和依西美坦)的疗效差不多,临床上选择药物主要取决于药物的不良反应谱。依西美坦不用于高血压患者,来曲唑不用于心脏基础疾病患者。

8.15　内分泌治疗中如何预防骨质疏松

乳腺癌内分泌治疗期间检测骨密度时,当 T＜－2.5 时,则需要给予唑来膦酸半年 1 次，T 在 $-2.5\sim-1.0$ 时可考虑使用双膦酸盐，若骨密度 <-2.5，则在以后的随访中有 30% 概率出现自发性骨折。长期使用双膦酸盐时应每日补充钙 $1\,200\sim1\,500$ mg 及维生素 D $400\sim800$ IU。

8.16 来曲唑为何会出现手指疼痛及晨僵症状

由于血液中雌激素水平降低后导致了局部肌腱的水肿引起。可以给予环氧酶-2(COX-2)抑制剂治疗，或停药一段时间后观察，或换用其他 AI 类药物。

8.17 蒽环类和曲妥珠单抗的心脏毒性有何区别

蒽环类药物多出现心肌坏死或凋亡，为不可逆病变，呈剂量累积性。曲妥珠单抗则通过对 HER2 的信号抑制，停用后可逆，目前的证据提示无剂量累积效应。

8.18 前列腺癌骨转移患者使用促黄体生成激素-释放激素 a 药物需要注意什么

促黄体生成激素-释放激素 a (LHRHa)作用于垂体，引起垂体内已经生产的 FSH 和 LH 释放到外周血，进而可以导致雄激素水平一过性升高，出现疾病短暂加重而发生各种骨相关性事件，如压迫脊髓、疼痛加重等，需要与雄激素受体拮抗剂联合使用。

8.19 晚期肾癌靶向治疗如何选择药物

一线药物包括：舒尼替尼、CCI-779、INF-α+贝伐珠单抗、帕唑帕尼。二线药物包括：舒尼替尼、索拉菲尼、帕唑帕尼。三线药物包括：依维莫司。

8.20 伊匹木单抗是何种药物

伊匹木单抗(ipilimumab)是一种 CLTA - 4 的单克隆抗体,CTLA - 4 是一种 T 细胞表面表达的抑制性受体,与 B7 结合后将产生抑制性信号并抑制 T 细胞活化。而 ipilimumab 阻断了 CTLA - 4 与 B7 结合,从而去除免疫抑制效应。目前在恶性黑色素瘤的治疗中取得一定疗效,但也有较多的不良反应,如皮疹、大肠炎、肝炎、胰腺炎等由于免疫增强后导致的类似自身免疫性疾病。

8.21 哪些抗肿瘤药物会导致肺毒性

肺毒性包括进展迅速的肺炎及肺纤维化,且可能是致死性的。具有肺毒性的药物如下。

(1)博来霉素:其肺和皮肤毒性是由于这些部位博来霉素失活酶和博来霉素水解酶少导致,与颗粒细胞集落刺激因子(GCSF)同时使用或与多柔比星、博来霉素、长春新碱、达卡巴嗪(ABVD)连用会增加肺毒性,治疗以静脉甲强龙或口服 60~100 mg 泼尼松龙为主。

(2)吉西他滨:在用药后数小时内可能发生呼吸困难,持续时间短暂,大多无须特殊治疗即可消失。其发病机制不清,在使用吉西他滨治疗期间,有发生肺水肿、间质性肺炎和不明原因的成人呼吸窘迫综合征(ARDS)的病例报告。一旦发生以上表现或者发生Ⅱ度或Ⅱ度以上肺炎时,应永久停止使用吉西他滨治疗。早期采用支持治疗措施可能有助于缓解病情。

(3)多西他赛:肺部不良事件包括肺炎或间质性肺炎、肺部浸润、急性呼吸窘迫综合征、呼吸衰竭、间质浸润和肺孢子虫性肺炎等,其中部分病例导致死亡,肺毒性往往发生在接受多西他赛治疗后 1~2 周内,单次用药或多次用药后均可发生,一般表现为急性呼吸困难和发热症状,最终可进展为进行性间质性浸润和呼吸衰竭。

(4)替莫唑胺:使用替莫唑胺的患者可发生卡氏肺囊虫肺炎

(pneumocystis carinii pneumonia，PCP)。替莫唑胺用药时间长，如同步放化疗，尤其是同时使用地塞米松等激素患者容易发生。

（5）其他化疗药物：甲氨蝶呤的肺毒性反应可为急性自限性过敏反应，很少致命；用伊立替康(CPT-11)的肺癌患者约 8% 发生肺毒性；使用白细胞介素-2(IL-2)的患者约 10% 可发生致命性肺毒性，年龄 >70 岁更易发生肺毒性。

（6）靶向治疗药物：吉非替尼可能导致间质性肺病(ILD)，其发生率为 2%～3%。ILD 很危险，一旦发生应立即停药并给予相应的治疗。厄洛替尼相关的 ILD 的发生率是 0.8%。依维莫司可引发非感染性肺炎，总发生率为 14%，其中 3 级为 4%。机制可能是由于 T 细胞介导的迟发型超敏反应，活检有大量淋巴细胞，在一氧化碳肺弥散量(DLCO)低于预测值的 40% 以下时，应该等到肺功能正常再开始使用依维莫司。

引起急性呼吸窘迫综合征(ARDS)的化疗药物有吉西他滨、阿糖胞苷、环磷酰胺、甲氨蝶呤、多西他赛。

8.22　乳腺癌新辅助化疗一般需要几个周期

至少 4 个周期，根据情况可以为 4～8 个周期。总的原则是：如果该患者直接行乳腺癌手术治疗，术后应该采取何种化疗方案和多少周期，那么新辅助化疗就应该用多少个周期。

8.23　为何 K-ras 突变的患者不能使用表皮生长因子受体(EGFR)单抗

Ras 蛋白是 EGFR 的下游信号，可以激活 Ras/Raf/Mek/Erk 信号通路。ras 家族包括 K-ras、N-ras 和 H-ras，均有 4 个外显子组成，ras 突变蛋白与 γ-谷氨基转肽酶(GTP)结合后活化，虽然与鸟苷三磷酸酶活化蛋白(GAP)结合，但其 GTP 酶活性丢失，不能水解 GTP 为二磷酸鸟(嘌呤核)苷(GDP)，使得细胞持续处于病理性增殖状态。

8.24 如何理解肿瘤生物治疗

生物治疗目前主要由分子靶向治疗和免疫治疗组成。各种靶向治疗药物广为人知,新兴的免疫治疗药物有 ipilimumab、PD‐1 和 PD‐L1 单抗。

8.25 拓扑异构酶抑制剂的作用机制

拓扑异构酶是调节 DNA 空间构型动态变化的关键酶。在 DNA 复制时,复制叉行进的前方 DNA 分子总是产生超螺旋,拓扑酶可松弛超螺旋,还可以引入负超螺旋,有利于复制叉的行进及 DNA 的合成。在复制完成后,拓扑酶又可将 DNA 分子引入超螺旋,有利于 DNA 缠绕、折叠、压缩以形成染色质。DNA 拓扑酶有多种,主要有 Ⅰ 型及 Ⅱ 型。Ⅰ 型抑制剂代表药物伊立替康,Ⅱ 型抑制剂代表药依托泊苷。

8.26 肿瘤化疗在临床中的应用有哪几种方式

目前临床上根据化疗的目的不同,将化疗分为以下几种类型。

(1)根治性化疗:以达到治愈,或明显延长缓解期为目标。可治愈的肿瘤:急性白血病、绒癌、恶性葡萄胎、恶性淋巴瘤、睾丸肿瘤等。应尽早给予正规、强烈、足量、足够疗程的化疗。

(2)辅助化疗:目的是控制术后或放疗后残留病灶及消灭微小转移灶,以期延缓或控制复发和转移。一般术后 3～4 周开始。

(3)新辅助化疗:用于术前或放疗前的化疗,目的是控制或消灭可能存在的微小转移癌灶和手术中因挤压肿瘤造成的癌转移,使原发癌灶缩小,增加手术切除率,减小手术创伤范围,避免术中因挤压肿瘤造成的癌转移,检测化疗药物敏感性。

(4)姑息性化疗:对肿瘤已全身扩散的晚期癌症患者,为减轻痛苦,延长生存期,提高生存质量,可给予姑息性化疗。

(5)抢救性化疗:用于晚期肿瘤,以抢救为目的。病例选择:初治病例或未经过正规化疗,对化疗可能有效,对化疗毒副反应可能耐受,无严重并发症。

(6)特殊途径化疗:①腔内化疗。胸腔、腹腔、心包腔内化疗,治疗恶性胸腔积液、腹水、心包积液。②鞘内化疗。治疗脑膜白血病、淋巴瘤及其他实体瘤侵犯中枢神经系统。③动脉插管化疗。介入化疗,用于治疗肝癌等。

8.27 蒽环类治疗失败是如何定义的

包括:①辅助治疗后 2 年内复发或者转移;②4 个周期的蒽环类药物治疗无反应;③蒽环类治疗中直接进展;④晚期治疗结束后 6 个月内即进展。

8.28 肺癌治疗中,EGFR - TKI 继发性耐药的机制有哪些

包括:①T790M 突变;②C - met 扩增;③磷脂酯醇 - 3 - 激酶(PI3K)突变;④上皮间质转化(EMT);⑤转变为小细胞肺癌。

8.29 常用蒽环类及蒽醌类药物的最大终身累积剂量

常用蒽环类及蒽醌类药物的最大终身累积剂量如表 8 - 1 所示。

表 8 - 1 常用蒽环类及蒽醌类药物最大终身累积剂量

蒽环类及蒽醌类药物	推荐最大累积剂量
多柔比星(阿霉素,ADM)	550 mg/m² (放射治疗或合并用药,< 350～400 mg/m²)
表柔比星(表阿霉素,EPI)	900～1 000 mg/m² (用过多柔比星,< 800 mg/m²)

续　表

蒽环类及蒽醌类药物	推荐最大累积剂量
吡柔比星(吡喃阿霉素,THP)	950 mg/m^2
柔红霉素(DNR)	550 mg/m^2
去甲氧柔红霉素(IDA)	290 mg/m^2 多柔比星
阿克拉霉素(ACM)	2 000 mg(用过<800 mg)
米托蒽醌(MIT)	160 mg/m^2(用过多柔比星等药物,<120 mg/m^2)

引自:中国临床肿瘤学会,中华医学会血液学分会.蒽环类药物心脏毒性防治指南(2013年版)[J].临床肿瘤学杂志,2013,18(10):925-934.

8.30　哪些患者需要预防性升白细胞治疗

（1）预计化疗方案有超过20%或者更高的机会发生发热性粒细胞下降。

（2）剂量强度的降低可能会影响长期的治疗效果(生存/治愈)。

（3）患者发生发热性粒细胞下降后导致严重并发症或死亡的风险增加(如高龄、治疗史、体力状况差、感染)。

8.31　肾功能不全与化疗药物的应用及剂量调整

（1）卡培他滨:肌酐清除率30～50 ml/min,需要调整用药;30 ml/min 以下,禁用。

（2）顺铂:肌酐清除率≥60 ml/min 以上可以用,<60 ml/min 慎用。

（3）奥沙利铂:肌酐清除率<20 ml/min 禁用。

8.32　如何减少卡铂过敏反应

两种方法可减少卡铂过敏反应:①卡铂曲线下面积(AUC)为2,每周给药1次,调整为 AUC 为6,每3周给药1次,过敏反应发生率会减少。②卡铂 3 h＋抗过敏措施对比卡铂 30 min 给药。中位第 1 次发生过敏疗程数分别为 16 个对比 9 个疗程(顺铂或卡铂),发生率分别为 3.4％(6/174,其中 4 度 0,3 度 50％)对 21％(111/533,其中 4 度 13％,3 度 77％)。因此,卡铂推荐使用方法为每 3 周给药 1 次,每次使用的时间为 3 h。

如果卡铂用药间隔时间为 6 个月以上时,为了预防卡铂抗体的产生,使用 10 mg 氯苯那敏(chlorphenamine,扑尔敏)和 100 mg 氢化可的松静脉滴注。

8.33　药物与服药时间的关系

(1) 凌晨 4:00:此时人体胰岛最为敏感,糖尿病患者此时给予低剂量药物可达满意效果,而上午 8:00 再口服降糖剂,作用强而持久,下午 16:00 再服可使药效与体内血糖变化的规律相适应;心衰患者对洋地黄、毛花苷 C(西地兰)等强心药物最敏感,其作用比其他时间使用高 10～20 倍。此时按常规剂量服药,极容易中毒。

(2) 早晨 6:00:此时服用阿司匹林,半衰期长,体内消除速度慢,药效高。

(3) 上午 7:00:①平喘药此时服用效果最佳,毒性也低,氨茶碱的治疗量与中毒量很接近,使用时必须进行血药浓度监测;②此时服用抗过敏药,可维持 15～17 h,若在下午 7:00 左右服药只能维持 6～8 h;③地西泮(安定)和氢氯噻嗪(双氢克尿噻)(利尿类药物),此时疗效好,不良反应小,早晨服用要减小剂量,下午和晚上服用要适当加大剂量;④吲哚美辛此时达到高峰,时间快,体内血药浓度高,若在晚上 9:00 服用,效果降低 10％～40％。

(4) 上午 8:00:服用激素类药物和维生素类药物疗效最佳。人的肾上腺激素清晨分泌高,午夜分泌最低,所以服用泼尼松、地塞米松等激素最好在清晨。消化系统的吸收功能此时最低,故此时服用维生素的效果最佳。

（5）上午 9:00:服用高血压和抗结核病的药物,此时药效最佳。血压一般在上午 9:00～11:00 达到一个峰值,随后逐步降低,所以高血压患者一般只需在白天服药,且上午用量略大一些,夜间继续用药,容易造成血压过低和心动过缓,诱发脑血栓。异烟肼、利福平和乙胺丁醇等抗结核分枝杆菌类药,上午服药疗效好。

（6）上午 10:00:①用半合成青霉素效果佳。此时,血药浓度比在晚上 10:00 服用高出 2 倍;②服用多柔比星(抗癌药)可使白细胞计数减少的毒性反应下降,甚至几乎很少发生。③呋塞米(速尿),在此时服用,利尿作用最强。

（7）晚上:①癌症患者使用的免疫增强干扰素,若上午用药则容易出现发热、寒战、头痛等严重不良反应,但改为晚上使用则不良反应小,且疗效不减;②晚期癌症患者使用的止痛药,临睡前用最好,因为人的感觉上午最为迟钝,而午夜最为敏感;③凌晨时分,哮喘患者对支气管痉挛引起的乙酰胆碱和组胺反应最为敏感,且呼吸道变得狭窄,哮喘容易发作,故平喘药(氨茶碱除外),以临床睡前服用;④抑制胃酸的雷尼替丁、法莫替丁可以选择每晚睡前服用,因为胃酸的分泌有昼少夜多的规律。

8.34　饮食与服用药物的关系

（1）饭前服药是指药物安排在进餐前 30～60 min 服用。目的是使药物较快进入肠道,有利于肠道吸收,减少食物对其生物利用度的不良影响。饭后服药则要将药物安排在进餐后 30 min 左右服药,以减少药物对胃肠道的刺激,有利于药物的吸收和利用。

（2）饭时服药是指在进餐过程中服药,药服完后继续用餐,目的是借助于食物中的油类促进药物吸收。拉帕替尼服药期间禁用影响胃液 pH 的药物。高脂饮食可增加拉帕替尼的吸收,有可能会加重药物不良反应。而空腹服药则是指在餐前 1～2 h 或餐后 2 h 左右服药,目的是避免食物的干扰,让药物迅速地进入小肠发挥效力。

8.35 哪些乳腺癌患者需要考虑维持治疗

维持治疗定义为转移性乳腺癌患者接受某种抗肿瘤治疗后获得了的临床控制[获得完全缓解(CR)、部分缓解(PR)、疾病稳定(SD)],此后选择某种有效的治疗手段,继续维持前期获得的临床疗效,从而达到延长患者生存期、维持患者较好生活质量的目的。维持治疗必须同时满足两个条件:①必须是对转移性肿瘤有效的治疗手段;②同时患者可耐受该治疗手段,便于长时间应用,维持前期获得的疗效。维持治疗的两种选择:①原来治疗方案继续应用;②一种新治疗方案替代原来的有效方案,如卡培他滨和内分泌治疗。

维持治疗能够提高无病生存率(PFS)和总生存率(OS),对于HR阴性、内脏转移、肿瘤负荷大(high tumor burden)、年龄≤50岁、绝经前患者可考虑维持治疗。

维持化疗注意事项包括:①起点不一致,有 CR、PR 和 SD 患者,而且有 2 个疗程达 CR,也有 4 个疗程达 CR;②患者的意愿,无论是国内还是国外,多数患者均不愿意在 6 个疗程后进一步行静脉化疗;③激素受体阳性者还可以选择内分泌治疗。

8.36 哪些Ⅱ期结肠癌需要行辅助化疗

具有以下高危因素的患者需要行辅助治疗:ⅡB 期、组织学分级差、肿瘤周围淋巴管侵犯、肠梗阻、T_3 伴有局部穿孔或封闭、切缘不确定或阳性、淋巴结活检数<12 个。

8.37 什么是药物热,如何确诊

药物热是指对药物过敏所致的发热。它常常是药物过敏的最早表现。典型的药物热出现于用药后第 7~10 天。肿瘤科药物热的常见药物包括:①博来霉素,一般注射后数小时即开始发热,最高可达40℃,严重者可发生呼吸困难和血压下降(多见于恶性淋巴瘤患者),

也有 24 h 后才开始发热的。②唑来膦酸,发热可发生在注射当天或数天后,往往高热,伴有流感样症状。若除发热外,还出现了皮疹、哮喘等过敏症状。临床找不到引起发热或发热加重的确切病因者,停药后体温在 24～48 h 内恢复正常,若再次用药后又出现发热则确诊无疑。

8.38 乳腺癌药物治疗敏感性的预测因子有哪些

(1)内分泌药物治疗敏感性预测:HER2 阳性往往提示对他莫昔芬耐药,而对芳香化酶抑制剂敏感。现在认为 HER2 阳性降低50％内分泌治疗的有效率;但 HER2 阳性者可使用他莫昔芬,因为他莫昔芬和来曲唑均能够使生存曲线分开,提示患者能够从两个药物治疗中获益。

(2)化疗方案治疗敏感性预测:HER2 阳性往往提示对环磷酰胺、甲氨蝶呤和氟尿嘧啶(CMF)化疗方案耐药,而对蒽环类药物敏感。其原因在于蒽环类药物的疗效与 Top2 基因过度扩增相关,而Top2 基因和 HER2 基因位于 17 号染色体相邻位点,在 HER2 阳性乳腺癌患者中有 35％患者伴随 Top2 扩增。在 ER 阳性和 HER2 阴性乳腺癌患者的辅助治疗中,在蒽环类药物基础上加用紫杉醇不能提高疗效。

(3)预测蒽环类药物的敏感性:Top2 基因扩增和过度表达。

(4)预测紫杉类药物的敏感性:p53 基因突变,微管相关蛋白 tau表达下调。

8.39 新靶点与靶向药物之间的关系

(1)EGFR18、19、21、22、20(S769I)外显子突变:提示吉非替尼、厄洛替尼有效。但是,EGFR20(T790M)外显子突变提示吉非替尼耐药。

(2)K‑ras 基因检测 12、13、61 位突变:预测无突变患者药物效果好,如有突变该药物效果差。

(3) BRAF 基因检测 V600E 位突变:BRAF 基因处于 ras 基因下游,其基因突变会导致患者对帕尼单抗或西妥昔单抗(爱必妥)治疗均无效。在启动 EGFR 抗体靶向治疗前,有必要同时检测 K-ras 和 BRAF 突变。

(4) C-Kit 基因突变(11、9、13、17)预测药物疗效:甲磺酸伊马替尼(格列卫)、苏尼替尼(索坦)。针对胃肠道间质瘤(GIST)患者的基因突变检测,C-Kit 基因突变的患者,药物治疗有效率高;未突变的患者,药物治疗有效率低。

(5) 依维莫司:作用于 TORC1,对 TORC2 没有作用。

8.40　一氧化碳弥散量的定义及临床意义

一氧化碳弥散量(carbon monoxide diffusing capacity,DLCO)是指单位时间内、单位压力差下通过肺泡毛细血管膜进入毛细血管血液中的 CO 量,实测值/预计值的百分比>80% 为正常。如 DLCO 占预计值 60% 以下,不论其他肺功能指标正常与否,应避免较大范围的肺切除手术。如 DLCO 占预计值 40% 以下,一般不考虑使用可能引起间质性肺炎的药物,如依维莫司。

8.41　抗 HER2 的药物及作用机制有哪些

(1) 曲妥珠单抗:曲妥珠单抗是人源化重组抗 HER2 单克隆抗体,其可与 HER2 胞外区(ECD Ⅳ)特异性结合,阻断配体与 HER2 结合,从而影响其介导的信号转导通路,诱导癌细胞凋亡。

(2) 帕妥珠单抗:帕妥珠单抗是第 2 个以 HER2 为靶点的人源化单克隆抗体,可与 HER2 胞外区(ECD Ⅱ)结合,抑制二聚体形成,阻断信号转导。而曲妥珠单抗是与 HER2 胞外Ⅳ区结合,不影响异二聚体的形成,所以从作用机制看,在治疗乳腺癌方面两者应具有协同作用。

(3) 拉帕替尼:拉帕替尼是一种可逆的小分子 HER1/HER2 双

重抑制剂,能同时抑制受体自身磷酸化,阻断下游信号通路,促进肿瘤细胞凋亡。由于拉帕替尼分子量小,可以通过血-脑屏障,因此其联合化疗药物对于治疗乳腺癌脑转移有一定疗效。

(4) T-DM1:T-DM1 是一种抗体-药物偶联物,是曲妥珠单抗与美登素(DM1, maytansine)通过结直肠突变蛋白(MCC)偶联在一起的新型靶向治疗药物,T-DM1 利用单抗的特异性,将 DM1 定位于 HER2 过表达的乳腺癌细胞,通过细胞毒作用抑制细胞有丝分裂,引起细胞凋亡。

8.42 乳腺癌患者的妊娠指征

以前认为激素受体(ER)阳性的患者 5 年后可以怀孕,ER 阴性的患者 3 年后可以怀孕。现高危患者,他莫昔芬(TAM)治疗 5 年后可以怀孕,然后再予 5 年他莫昔芬治疗;中危和低危患者他莫昔芬治疗 3~5 年后可以怀孕,以后不再予内分泌治疗。

8.43 术后辅助内分泌治疗的顺序是什么

复发危险程度越高,乳腺癌术后早期复发可能性越大,故应及早选用疗效好的内分泌药物。具低度和中度复发危险乳腺癌患者的内分泌治疗应首选他莫昔芬序贯芳香化酶抑制剂(AI)策略,而具高度复发危险乳腺癌患者的内分泌治疗应首先采用 AI。

8.44 睾丸生殖细胞瘤化疗后如何处理残存肿瘤

单纯精原细胞瘤化疗后残存肿瘤直径<3 cm 时应观察,如果残存肿瘤直径>3 cm,处理则有争议,可做观察、手术或放疗。如做放疗,75%的患者接受了不必要的治疗,而且放疗未减少其复发;手术切除并发症低,并且能够指导进一步治疗。最近资料显示,PET/CT 检查可能有助于治疗手段的选择,化疗后如 PET/CT 检查阳性,考虑手术或挽救化疗。PET/CT 阴性但 CT 检查发现残留病灶直径>

3 cm,可行手术或放疗。

非精原细胞瘤化疗后残存肿瘤者应选择手术治疗。CT 检查发现残余肿瘤且血清肿瘤标志物保持高水平,则需进行长春新碱、异环酰胺和丙胺博来霉素(VIP)二线方案挽救化疗。CT 检查发现残余肿瘤而血清学标志物阴性患者可手术切除残留病灶,如果残余病灶病理是畸胎瘤或坏死灶,则继续观察治疗;如残余病灶是胚胎癌、内胚窦癌、绒癌或发现精原细胞成分则从 EP 方案、TIP 方案或 VIP 方案中选择一种方案继续化疗 2 个疗程。

8.45 左心室射血分数(LVEF)如何指导曲妥珠单抗的临床应用

(1)曲妥珠单抗治疗前,如果患者 LVEF>50%,可给予曲妥珠单抗;如果 LVEF<50%,则不能给予曲妥珠单抗,应采用血管紧张素转换酶抑制剂(ACEI)治疗心功能不全或至心内科就诊。3 个月后重新评估。如果患者曾用过蒽环类药物,且在化疗过程中出现 LVEF 下降>10%,可应考虑用 ACEI。

(2)治疗过程中若 LVEF≤40%,应终止曲妥珠单抗治疗并给予 ACEI,8 周后重新评估;若 LVEF 恢复至正常,可重新给予曲妥珠单抗;治疗过程中 LVEF 为 40%~50%,可给予曲妥珠单抗,治疗同时给予 ACEI,8 周后重新评估;治疗过程中若 LVEF 下降 10%或者更多,但仍在 50%以上,仍可给予曲妥珠单抗治疗,并给予 ACEI 类药物,8 周后重新评估。

8.46 尿路上皮癌化疗方案有哪些

尿路上皮癌的化疗方案以前只有吉西他滨＋顺铂一个方案。最近文献提示用白蛋白紫杉醇(ABX)二线治疗尿路上皮癌疗效好。ABX 260 mg/m² 每 3 周 1 次治疗 48 例,有效率为 27.7%。我院个人经验紫杉醇周疗也有非常不错的疗效。

8.47　在联合化疗中是否有用药的先后顺序

化疗用药顺序主要取决于以下 3 个因素：①化疗药物的局部刺激性大小,刺激性大者先用;②化疗药物的相互作用,是否会增加疗效或毒性;③细胞动力学的原则,先用细胞周期非特异性药物,后用细胞周期特异性药物。

（1）紫杉醇（150 mg/m²）和多柔比星（50 mg/m²）合用治疗乳腺癌的有效率可达到 46%,但是心力衰竭的发生率也增加 20%。可能的原因是紫杉醇使多柔比星的体内清除减少了 30%,特别是紫杉醇在多柔比星前 3 h 给药毒性最大。多西他赛也使多柔比星的心脏毒性增加,其机制是多西他赛能使多柔比星引起的心肌细胞凋亡增加。但是在药代动力学方面,先用多西他赛尽管会减缓表柔比星的葡萄苷酸化,但是对临床疗效和不良事件（adverse event，AE）均无影响。

（2）紫杉醇和吉西他滨合用有效率顺序分别是紫杉醇→吉西他滨＞紫杉醇吉西他滨同时用＞吉西他滨→紫杉醇。但是在平滑肌肉瘤的细胞株试验中,Leu 等认为同时用吉西他滨和多西他赛有拮抗作用,先用吉西他滨 24 h,然后用多西他赛处理 24 h 有协同作用。

（3）紫杉醇、培美曲塞和顺铂（DDP）合用使紫杉醇的毒性增加,原因是先用 DDP 后紫杉醇和培美曲塞的肾脏排泄减慢;另外一个原因是先用顺铂减少了进入到有丝分裂期的肿瘤细胞数量。细胞株研究提示先用紫杉醇后用顺铂有协同作用,反之则有拮抗作用。

（4）甲氨蝶呤与氟尿嘧啶:甲氨蝶呤给药后 4～6 h 再给氟尿嘧啶也有增效作用,但如先给氟尿嘧啶以后再给甲氨蝶呤则会减效。

8.48　用双膦酸盐治疗的患者是否可以接受牙科治疗

双膦酸盐治疗的不良反应中包括下颌骨坏死,危险因素有:拔牙或植入义齿（假牙）等涉及下颌关节的操作;乳腺癌辅助治疗较转移性乳腺癌发生率低,原因是后者口腔卫生条件差;乳腺癌发生率

(0.3%～0.6%)较多发性骨髓瘤低(5%～6%);静脉用双膦酸盐较口服双膦酸盐高。因此,使用双膦酸盐的患者在用药前及用药后 3个月内,应避免牙科治疗。若发生下颌骨坏死,钛板和局部皮瓣或胸大肌皮瓣修复可能有效,而局部刮治加高压氧无效。国外医生建议仅注意口腔卫生(用含有抗生素的漱口液)和浅表清创术,不主张积极治疗。

8.49 西妥昔单抗在晚期结直肠癌中的使用

既往认为 K-ras 基因野生型的晚期结直肠癌患者可以从西妥昔单抗治疗中获益。近期研究显示,K-ras 外显子 2 野生型的晚期结直肠癌患者可能存在其他 ras 位点突变,具有新 ras 位点突变的晚期结直肠癌患者不太可能从化疗联合西妥昔单抗中获益。因此,晚期结直肠癌患者在使用西妥昔单抗治疗前,应检测包括 K-ras 基因外显子 2、3、4 和 N-ras 外显子 2、3、4 在内的多种 ras 基因,对于所有 ras 检测位点均为野生型的患者才能从西妥昔单抗联合化疗中获益。

8.50 喉痉挛

喉痉挛(laryngospasm)是指喉部肌肉反射性痉挛收缩,使声带内收,声门部分或完全关闭而导致患者出现不同程度的呼吸困难甚至完全性的呼吸道梗阻。气道异物、喉痉挛、喉头水肿都有呼吸困难的表现,怎么区分呢? 气道异物拍摄 X 线片即可查出。喉痉挛伴有喉部细痒感、咳嗽,咳之不解痒。喉头水肿通过口腔正常解剖检查可以看见。喉痉挛治疗方法为:①面罩加压纯氧吸入。②轻提下颌可缓解轻度喉痉挛。③对重度喉痉挛,紧急情况下可采用 16 号以上粗针行环甲膜穿刺给氧或行高频通气。④对重度喉痉挛亦可应用琥珀胆碱 1.0～1.5 mg/kg,静脉注射或 4.0 mg/kg 肌内注射后行气管插管。⑤阿托品 0.5 mg 肌内注射可起到预防作用。伴有心动过缓者,阿托品 0.01 mg/kg,静脉注射。

8.51 已有内脏转移的乳腺癌患者是否可以仅使用内分泌治疗而不用化疗

无症状的内脏转移可以使用内分泌治疗,理由:淋巴结和软组织复发容易取材,激素受体状态易确诊;骨转移病灶难取材,但是66%病灶是激素受体阳性;内脏病灶,尤其是肝脏,也有38%病灶是激素受体阳性。但是激素受体阳性的内脏转移的疗效和骨转移的疗效是相等的。

8.52 激素受体阳性的早期乳腺癌患者是否加用LHRHa

对需要化疗且化疗后仍未绝经的激素受体阳性的早期乳腺癌患者,推荐所有患者在AI基础上加用LHRHa。理由:体内雌激素水平高,容易引起乳腺癌复发,LHRHa的获益较大。

8.53 临床上对于ER、PR、HER2新辅助治疗后变化应如何处理

(1)HER2状态相互转化的概率一样,HER2阳性患者在化疗加曲妥珠单抗的新辅助治疗后,10%～20%从阳性转为阴性,建议仍然按阳性处理。

(2)ER和PR状态一般是阳性转阴性较多,只要有一次病理提示ER+的患者就应给予辅助内分泌治疗。

8.54 乳腺癌常用内分泌治疗药物的作用机制有哪些

(1)他莫昔芬:是选择性雌激素受体调节剂(SERM),结构式与雌激素相似。其作用机制通过与雌激素竞争ER,产生抗雌激素作用,发挥抗肿瘤作用。但对子宫还有激动作用。他莫昔芬不引起绝经前乳腺癌患者子宫内膜癌的发病率升高,其对绝经前妇女乳腺组

织和子宫内膜表现出抗雌激素作用,对绝经后的子宫内膜则为雌激素受体激动剂,引起内膜增生甚至癌变。

(2)芳香化酶抑制剂:绝经后妇女的雌激素主要来源于肾上腺分泌的雄激素的转化,芳香化酶是这种转化过程的限速酶。芳香化酶抑制剂通过抑制芳香化酶的作用而减少雌激素的合成,还通过抑制肿瘤细胞内芳香化酶活性抑制肿瘤细胞的生长。常用的有非甾体类芳香化酶抑制剂(如阿那曲唑和来曲唑)、甾体类芳香化酶抑制剂(如依西美坦)。

(3)促性腺激素释放激素类似物:绝经前妇女下丘脑分泌促黄体激素释放激素(LHRH)与垂体细胞膜上相应的受体结合,使垂体释放促性腺激素,从而作用于卵巢并释放雌激素和孕激素。LHRH类似物与脑垂体上 LHRH 受体的结合,导致 FSH 和 LH 分泌的减少,从而减少雌激素的产生。常用的药物有戈舍瑞林(goserelin,诺雷得)和亮丙瑞林(leuprorelin,抑那通)。

(4)孕酮类药物:孕酮类药物主要通过负反馈作用抑制卵泡刺激素和黄体激素的分泌,减少卵巢雌激素的产生,通过抑制促肾上腺皮质激素的分泌,减少肾上腺皮质中雌激素的产生;与孕激素受体(PR)结合后竞争性抑制雌二醇与雌激素受体(ER)的结合,阻断了雌激素对乳腺癌细胞的作用。常用的药物有甲孕酮和甲地孕酮。

8.55 如何判定患者为内分泌耐药

内分泌耐药分为原发性耐药和继发性耐药(primary resistance and secondary resistance):新辅助治疗期间发生疾病进展为原发性耐药,其他情况为继发性耐药;辅助治疗,2 年内复发是原发性,2 年后发生是继发性耐药;姑息性治疗,定义同新辅助治疗。

8.56 哪些乳腺癌患者需要使用曲妥珠单抗靶向治疗

(1)免疫组化 HER2＋＋＋或 HER2 FISH 阳性。

（2）辅助治疗的应用局限于 T1a 以上，即原发肿瘤＞0.5 cm。HER2 阳性患者，T1$_a$ 的复发率为 2％～10％；T1$_b$ 的复发率为 5％～20％；T1$_c$ 的复发率为 10％～30％。

8.57 如何判断曲妥珠单抗是否耐药

曲妥珠单抗耐药的定义为曲妥珠单抗辅助治疗期间或治疗后 12 个月内确诊有新的复发。曲妥珠单抗(联合或不联合化疗)一线治疗转移性乳腺癌(MBC) 8～12 周后或 3 个月内首次放射学复查时出现进展，或二线或二线以上含曲妥珠单抗方案治疗后疾病进展，但首次放射学评估时曾有效或疾病稳定。由于曲妥珠单抗有抗体依赖细胞的细胞毒性(ADCC)作用机制，而此作用机制一般不容易产生耐药。因此，该定义并未得到多数专家的同意。

8.58 什么是一线化疗

一线化疗是指复发或转移性乳腺癌患者所接受的针对复发或转移的第 1 个化疗方案，复发或转移后没有使用过化疗，但可以接受过内分泌治疗和(或)靶向治疗。若患者行术后辅助化疗后 6 个月内发生复发转移，则该辅助化疗方案视为一线化疗方案。若为紫杉类药物的临床试验，如新辅助/辅助方案含紫杉类药物，紫杉类药物作为一线化疗的间歇时间需距末次使用紫杉类药物至少 12 个月以上。

8.59 化疗药物不良反应的分级有哪些

包括：①很常见(very common)，≥10％；②常见(common)，≥1/100～＜10％；③少见(uncommon)，≥1/1 000～＜1/100；④罕见(rare)，≥1/10 000～＜1/1 000；⑤非常罕见(very rare)，＜1/100 000(包括个例)。

8.60 粒细胞缺乏性发热的定义及处理原则

粒细胞缺乏性发热(febrile neutropenia,FN)的定义为:单次口表温≥38.3℃,或≥38.0℃持续至少1 h,同时中性粒细胞计数<0.5×10^9/L 或中性粒细胞计数<1.0×10^9/L,但预计在随后的 48 h 后<0.5×10^9/L。FN 高危定义:N<0.1×10^9/L,或预计中性粒细胞缺乏持续>7 d。有以下任意一种临床并发症:①血流动力学不稳定;②口腔或胃肠道黏膜炎,吞咽困难;③胃肠道症状,包括腹痛、恶心、呕吐或腹泻;④新发的神经系统改变或精神症状;⑤血管内导管感染;⑥新发的肺部浸润或低氧血症,或有潜在的慢性肺部疾病;⑦肝功能不全(转氨酶水平>5 ULN)或肾功能不全(肌酐清除率<30 ml/min)。

FN 高危患者需入院予静脉抗生素治疗,FN 低危患者可以门诊治疗:口服抗生素治疗,如环丙沙星+阿莫西林,左氧氟沙星;48 h 无好转,一定要重新评估。抗生素治疗时间至少为5~7 d,用至体温正常后 2 d 或无临床及微生物学感染证据或中性粒细胞计数>0.5×10^9/L 并维持 2 d。

8.61 奥沙利铂专用神经毒性分级标准(LEVI 分级标准)

包括:①0 级,无;②1 级,感觉异常或感觉迟钝(遇冷引起),1周内可完全消退;③2 级,感觉异常或感觉迟钝,21 d 内可完全消退;④3 级,感觉异常或感觉迟钝,21 d 内不能完全消退;⑤4 级,感觉异常或感觉迟钝,伴有功能障碍。

8.62 ERCC1 与铂类药物敏感性是否有关

核苷酸切除修复交叉互补组 1(excision repair cross complementing group 1,ERCC1)是第 1 个被发现的人类 DNA 损伤修复基因,位于19 号染色体长臂,其编码产物是高度保守的单链 DNA 核酸内切酶。

它是核酸外切修复家族中重要成员,为核苷酸切除修复(NER)系统关键成员,参与 DNA 链切割和损伤识别。在肿瘤组织中查不出 ERCC1 蛋白表达的患者中,接受顺铂化疗者的 5 年存活期比例为47%,而未接受这种化疗者的 5 年存活期比例仅为 39%。对于肿瘤组织中含有大量 ERCC1 蛋白表达的患者,结果正好相反。未接受化疗者的 5 年存活期比例是 46%,而接受化疗者的 5 年存活期比例反而只有 40%。也就是说,对于这类患者来讲,不接受化疗的预后效果要比接受化疗好。研究者们还表示,他们的研究结论是,肿瘤中的 ERCC1 蛋白表达程度越低,顺铂化疗的效果就越好。

8.63 如何规避曲妥珠单抗的心血管不良反应

心脏毒性是曲妥珠单抗的主要不良反应,但只要临床医生在临床实践中保持谨慎并注意观测,总体安全性较良好。《中国抗癌协会乳腺癌诊治指南与规范》已经很明确地规定,在使用曲妥珠单抗之前,常规要进行心电图检测,若心电图正常,可以使用曲妥珠单抗;每 3~6 个月监测左心室射血分数(LVEF),如果 LVEF 下降到相对正常基线的 10%~15%,可暂时不用,需待对症治疗后再应用。目前,我国对使用曲妥珠单抗的患者的心脏毒性的防范已经比较规范。当然,如果患者自身有基础疾病,如高血压心脏病、心衰等,就不太适合进行靶向治疗。同样这些患者也不适合接受蒽环类药物治疗。

8.64 什么是博来霉素试验? 为什么要做博来霉素试验

由于偶见过敏性休克,应用博来霉素进行化疗前需要进行博来霉素试验,即博来霉素 1 mg + NS 1 ml,肌内注射后观察 6 h,若无发热等不良反应发生,则可按照标准剂量进行化疗。需要提醒的是:有些患者的发热可以在 6 h 后发生;平阳霉素同样需要进行预试验;淋巴瘤患者发生过敏性休克的比例高。

8.65 依维莫司相关口腔炎和放化疗引起的黏膜炎有何区别

依维莫司相关口腔炎是哺乳动脉的雷帕霉素靶(mTOR)抑制剂最常见的不良反应之一。口腔炎(stomatitis)是指发生于口腔各个部位的黏膜炎症病变,包括颊、硬软腭、咽、齿龈、舌、唇等。其发病原因多种多样,包括感染、放疗及药物治疗。放化疗导致的黏膜炎(mucositis)是指不局限于口腔的全消化道黏膜层的炎症反应,临床上常首先观察到口腔内的黏膜炎症病变。临床医生和发表的文献经常将这两个词混用或误用,临床上有时确实也很难区分这两个词(见表8-2)。依维莫司相关口腔炎往往局限于口腔及咽部黏膜。化疗主要杀死增殖快的口腔黏膜上皮细胞,而依维莫司引起口腔炎的机制是抑制了口腔黏膜上皮细胞的 mTOR 信号转导通路。依维莫司相关口腔炎和放化疗引起的黏膜炎的鉴别如表8-2所示。

表8-2 依维莫司相关口腔炎与放化疗引起的黏膜炎的鉴别

鉴别要点	mTOR 抑制剂	放化疗
部位	发生于口腔或咽喉黏膜	放疗导致的黏膜炎发生于照射的部位;化疗导致的黏膜炎累及从口腔到肛门的全消化道黏膜
人种	黄种人较白种人发生率更高	黄种人较白种人发生率无差异
病因	确切病因不清,但有假说认为是免疫反应,如抗体依赖细胞介导的细胞毒性及免疫复合体的形成	炎症介导的黏膜损伤,主要涉及非角化黏膜,包括口腔黏膜
临床特征	早期外观及分布类似口疮样口腔炎;散在,孤立,浅表性溃疡伴红斑样外环晚期病变可融合出血伴假膜覆盖	形态不规则,常呈大片融合,出现之前胃肠道黏膜出现红斑

续　表

鉴别要点	mTOR 抑制剂	放化疗
症状	口腔疼痛,味觉异常,有时可在口腔无明显肉眼病变时出现症状	疼痛性口腔炎溃疡,吞咽困难,口腔干燥,味觉改变
起病时间	用药第 1 周迅速出现,发生率及严重程度均随用药时间延长而下降	放疗导致:2～3 周 化疗导致:7～10 d
缓解时间	大多数患者 4～5 d 自行痊愈	放疗导致:4～6 周 化疗导致:1～2 周

8.66　依维莫司相关口腔炎的分级处理策略

(1) 1 级:如表 8-3,插图 8-1,8-2 所示。

表 8-3　依维莫司相关口腔炎 1 级及处理

项　目	表　现	处　理	依维莫司调整
临床检查	黏膜红斑	非乙醇类或生理盐水漱口 冰饮 避免:乙醇、碘、过氧化氢(双氧水)及含麝香酚漱口水	无须调整
症状与功能	症状轻微 正常饮食	同上	同上

(2) 2 级:如表 8-4,插图 8-3 所示。

表 8-4　依维莫司相关口腔炎 2 级及处理

项　目	表　现	处　理	依维莫司调整
临床检查	片状溃疡或伴假膜	局麻药物或皮质醇漱口 避免:乙醇、碘、过氧化氢(双氧水)及含麝香酚漱口水	停药直至减轻至 1 级以下,恢复原剂量 再次出现 2 级:停药直至减轻至 1 级以下,恢复后减量

项　目	表　现	处　理	依维莫司调整
症状与功能	有症状,但能进食吞咽经调整的饮食	同上	同上

(3) 3 级:如表 8‐5、插图 8‐4 所示。

表 8‐5　依维莫司相关口腔炎 3 级及处理

项　目	表　现	处　理	依维莫司调整
临床检查	融合性溃疡或伴假膜易出血	局麻药物或皮质醇漱口 避免:乙醇、碘、过氧化氢(双氧水)及含麝香酚漱口水	暂时停药,直至恢复到≤1 级,减量重新开始使用依维莫司 若 4 周内仍未恢复至≤1 级,停药
症状与功能	有症状,且不能充分的经口进食饮水	同上	同上

(4) 4 级:如表 8‐6、插图 8‐5 所示。

表 8‐6　依维莫司相关口腔炎 4 级及处理

项　目	表　现	处　理	依维莫司调整
临床检查	组织坏死自发性出血	局麻药物或皮质醇漱口 避免:乙醇、碘、过氧化氢(双氧水)及含麝香酚漱口水	停止治疗
症状与功能	危及生命	同上	同上

8.67　依维莫司相关口腔炎的治疗原则

主要的治疗原则为：含激素漱口水，口腔科会诊，分级调整依维莫司用量，具体如下。

（1）含皮质醇漱口水（如地塞米松 0.1 mg/ml，氯倍他索 0.05%）。

（2）非激素类外用抗炎药物：氨来呫诺糊剂/贴片（特发性口腔溃疡一线用药）。

（3）口腔冲洗治疗：

1）复合漱口制剂：包含局麻药物（利多卡因）、抗过敏药物（苯海拉明）、抗酸药物（氢氧化镁，氢氧化铝）等。

2）必要时加入抗真菌药物。

（4）口服 L-赖氨酸 500 mg 1 次/天。

（5）避免接触含以下成分食物或药品：①乙醇；②碘（如华素片）；③过氧化氢（双氧水）；④百里香（麝香草）衍生物（如麝香草酚，多数漱口水含此成分）。

8.68　依维莫司相关口腔炎的预防

依维莫司相关口腔炎的预防应当是贯穿整个疗程、分阶段的清单式管理。

（1）用药前：

1）口腔查体：是否有齿缺失（非外伤性齿缺失往往是由于慢性牙龈炎所致）。

2）口腔病史了解：①牙龈炎病史；②口腔溃疡病史；③既往肿瘤治疗相关口腔黏膜病变史。

3）必要时口腔科会诊。

4）对口腔卫生较差或有溃疡病史患者进行重点教育与提醒。

（2）用药后：①迅速吞服，避免药物在口腔内长时间停留；②生理盐水漱口（尽量多）：如每天 500 ml；③软毛牙刷，规律刷牙；④避免刺激性食物:酸、辣、烫、硬脆;⑤避免接触乙醇、碘、过氧化氢及百里香衍生物(如麝香草酚,多数漱口水含此成分)。

用药后 1 周复查:往往用药后 1 周出现,早诊早治可降低病变严重程度,缩短愈合时间;警惕无溃疡病变的口腔炎。

8.69 抗血管生成药物引起的甲状腺功能低下症和甲状旁腺功能亢进症的防治

抗血管生成药物可引起甲状腺功能低下症和甲状旁腺功能亢进症。甲状腺功能低下症的临床表现为:乏力、虚弱、便秘、情绪低落、怕冷。接受血管内皮生长因子酪氨酸酶抑制剂(VEGF - TKI)治疗患者的甲状腺功能监测:基线,每 4 周 1 次,然后每 2～3 个月 1 次。治疗主要补充甲状腺素。

甲状旁腺功能亢进症的表现为甲状旁腺激素(PTH)升高和低磷血症,可用维生素 D 来纠正。

8.70 乳腺癌患者使用辅助化疗后的第 2 原发肿瘤

乳腺癌患者使用的辅助化疗可诱发第 2 原发肿瘤,主要是造血系统的恶性肿瘤。

乳腺癌辅助化疗后白血病的 10 年发生率为 0.5%,是以前报道的 2 倍多。60 岁的 I 期乳腺癌患者,ER+,肿瘤生长块,术后 10 年的死亡风险是 12.3%,采用 4 疗程的辅助化疗提高生存率 1.8%,而白血病发病风险增加了 0.5%。

8.71 精准医学时代的分子靶点证据分级

(1) I 级证据:依据 III 期临床试验或多个 I / II 期试验的结果,已经确认为分子靶向治疗的靶点的分子变异,如 ER 阳性和 ERBB2 扩增。

(2) II 级证据:在小样本或独特的 I / II 期试验中,显示和治疗效相关的分子变异,如 PI3KCA 突变。

（3）Ⅲ级证据:临床前研究提示有希望成为靶点的分子变异,如 ERBB2 和 ESR1 突变。

（4）Ⅳ级证据:仅利用生物信息学分析筛选出的基因组异常,没有任何生物学研究数据的支持。

像循证医学一样,它同样强调阴性对照,如没有异常的患者则不能从靶向治疗中获益。这个证据等级分类没有评估靶向分子异常的医学用途,即相对于标准治疗的获益情况,仅仅评估了其抗癌活性。

8.72　FEC 与 CEF 方案的区别

（1）CEF 方案中的首字母"C"不仅代表化疗药物 CTX,即环磷酰胺,同时也代表"Canada",即该方案是来自加拿大的化疗方案,具体用法为:CTX 100 mg/m², d1～14, po, qd;表柔比星 60 mg/m², d1, d8;氟尿嘧啶 600 mg/m², d1, d8,3 周 1 次。

（2）FEC 方案中的"F"不仅代表化疗药物氟尿嘧啶,同时也代表"France",即指该方案是来自法国的化疗方案,具体用法为:氟尿嘧啶 500 mg/m², d1;表柔比星 90 mg/m², d1;CTX 500 mg/m², d1,3 周 1 次。

8.73　T‑DM1 引起血小板下降的原因

主要因为 DM1 抑制不成熟的巨核细胞,而对成熟的巨核细胞无影响,包括活化和凝集。这些巨核细胞胞吞 T‑DM1 药物,是 HER2 非依赖性、FcγRⅡa 依赖性的,然后在血小板内降解为 DM1。随着巨核细胞的成熟,胞吞逐渐减少。

8.74　临床研究中如何正确地统计化疗线数和方案数

方法如表 8‑7 所示。

表 8-7　化疗线数和方案数的统计

序　号	既往化疗方案	既往化疗方案数量
1	方案 A→PD→方案 B	2
2	方案 A→(不能耐受或经济原因等)为 PD→方案 B	2
3	方案 A→PD→方案 B→PD→方案 A	3
4	方案 A→未 PD→方案 B→未 PD→方案 A	2
5	药物 A+药物 B→未 PD→药物 A	1
6	药物 A+药物 B→未 PD→药物 A+药物 C	2
7	药物 A+药物 B→未 PD→药物 A+药物 C(因毒性改药,且 B 药和 C 药为同类药物)	1
8	药物 A→未 PD→药物 A+药物 B	2
9	药物 A→PD→药物 A+药物 B	2
10	方案 A 使用不足 1 周期→未 PD	0
11	方案 A 使用不足 1 周期→PD	1

注:方案 A/B/C 是指单药治疗或联合治疗,药物 A/B/C 是指单药治疗

　　方案 4 必须满足以下条件才可以视为 2 种方案:①[方案 A→未 PD→方案 B]是预先确定的序贯治疗方案;②[方案 B→未 PD→方案 A]是预先确定的序贯治疗方案;如果不满足上述条件,应视为 3 种方案。

　　方案 7 必须满足以下条件才可以视为 1 种方案:因考虑到暴露与蒽环类药物可能引发心力衰竭,故将 CAF/FAC 方案换成 CEF/FEC 方案(CAF/FAC:环磷酰胺+多柔比星+氟尿嘧啶,CEF/FEC:环磷酰胺+表柔比星+氟尿嘧啶);因考虑到暴露于铂类药物可能引发肾衰竭,故将 CDDP 方案换成 CBDCA 方案(CDDP:顺铂;CBDCA:卡铂)。蒽环类和铂类药物必须满足以上条件,且更换方案的原因是不可接受的毒性,如心脏衰竭或肾衰竭或经济原因。

　　注意:①单药治疗、联合治疗、维持治疗或序贯治疗应视为一种方案;②治疗前预先确定的方案应算作一种方案,如果方案不是预

先确定的,那就不能算作一种方案;③在方案7中,紫杉烷类和口服氟尿嘧啶类药物不适用,如以下情况应该视为2种方案:B药=PTX(紫杉醇),C药=TXT(多西紫杉醇);B药=卡培他滨,C药=S-1(替吉奥)。

8.75 口服华法林的患者使用比卡鲁胺时应该注意什么

比卡鲁胺(bicalutamide),商品名为康士得,可以与双香豆素类抗凝剂,如华法林竞争其血浆蛋白结合点,因此,建议在已经接受双香豆素类抗凝剂治疗的患者,如果开始服用康士得,应密切监测凝血酶原时间。没有证据表明食物对其生物利用度存在任何临床相关的影响。

8.76 肾上腺皮质功能不全的诊断

(1)艾迪生病危象表现为极度无力,严重腹痛,腰背痛和下肢痛;外周循环虚脱,最后肾功能减退伴氮质血症。艾迪生病增加钠排泄,减少钾排泄,主要在尿液(呈等张尿)、汗液、唾液和胃肠,结果呈现低血钠、低血氯、高血钾。尿浓缩功能减退和电解质平衡失调产生严重脱水,血浆高张,酸中毒,血容量降低,低血压和循环虚脱。

(2)机制:皮质醇缺乏,产生低血压和碳水化合物,脂肪,蛋白质,代谢障碍和胰岛素敏感性显著增高。缺乏皮质醇,来自蛋白质的碳水化合物合成不足,结果出现低血糖症和肝糖原减少。由于肾上腺皮质激素产生减少,对感染,损伤和其他应激抵抗力减少。心肌无力和脱水致使心输出量减少,可以发生循环衰竭。减少血皮质醇导致垂体促肾上腺皮质激素(ACTH)产生增加和血 β-促脂素水平增加,因其有色素细胞兴奋活性,产生艾迪生病特征性皮肤和黏膜过度色素沉着。

(3)心电图(ECG)检查示低电压,PR和QT间期延长。

(4)异常血清电解质水平,包括低钠(<130 mmol/L)、高钾

（＞5 mmol/L）、低 HCO_3^-（15～20 mmol/L）和高血尿素氮（BUN）与特征性临床表现一起提示艾迪生病。

8.77　什么是肾上腺危象

包括：低血压、低血糖、昏迷、休克等，患者可突然昏倒。

氢化可的松急救，第 1 天 300 mg，第 2 天 100～200 mg，静脉滴注，辅以补液、抗休克及对症处理，待病情好转后改为替代疗法。

8.78　吸烟对厄洛替尼剂量的影响

吸烟非小细胞肺癌（NSCLC）患者的厄洛替尼最大耐受剂量为 300 mg。已证实吸烟会导致厄洛替尼暴露量降低 50％～60％，正在吸烟者暴露量的减少可能是由于对肺 CYP1A1 和肝脏 CYP1A2 的诱导作用。

临床具体实践

【实践 1】　卡培他滨引起手足综合征的诊治和预防

SHJ，女性，50 岁。诊断：右乳腺癌术后腹腔淋巴结、卵巢转移。

2009.06 行右乳腺癌保乳手术（局部广切＋腋清扫）＋左乳肿块切除，术后病理检查示：（右乳）浸润性导管癌，Ⅲ级，肿块大小 2 cm×1.5 cm×1.5 cm，右腋下淋巴结 0/23。（左乳）乳腺病。免疫组化检查示：ER－，PR－，HER2－，CK5/6＋，CK14＋，CAM5.2＋，34βE12＋，EGFR＋。术后行 CEF 方案化疗 6 个周期，后给予"右乳腺、胸壁"放疗。2012.08 体检时阴超发现盆腔占位，行"全子宫＋双附件切除术"，术后我院病理检查报告：（右附件）低分化癌，ER－、PR－、HER2＋，首先考虑乳腺癌转移。MRI 检查示：肝右叶Ⅴ段结节，血供较丰富，转移待排。腹膜后肿大淋巴结。2012.09.18 予紫杉醇＋吉西他滨化疗 8 个周期,2013.03.18 胸部 CT 检查及盆腔肿大淋巴结疾病进展(PD)。2013.03.23 开始口服卡培他滨治疗。2013.03.24 出现手足综合征 1 度,2013.04.28 加重到 2 度,2013.05.25 加重到 3 度,给予暂停用药后于 2013.06.20 恢复到 1 度,考虑与卡培他滨可能有关。

查房问题 1：卡培他滨引起手足综合征的发生机制是什么?

卡培他滨引起的手足综合征的可能机制为：①与手足背相比,掌面高表达 Ki-67,因此对化疗药物如卡培他滨更加敏感;②与手足背相比,掌面高表达二氢嘧啶脱氢酶(dihydropyrimidine dehydrogenase,DPD)(代谢途径)和胸苷磷酸化酶(thymidine phosphorylase,TP)(激活途径)。DPD 酶和 TP 酶是代谢和激活卡培他滨的重要酶,高表达 DPD 酶和 TP 酶导致卡培他滨的代谢产物氟尿嘧啶在手掌面聚集,从而导致组织细胞的毒性。

查房问题 2：卡培他滨引起的手足综合征应如何处理和预防?

临床上,可以用 Hand-Foot Syndrome Grading Scale (Palmar-Plantar Erythrodysesthesia)对卡培他滨引起的手足综合征(HFS)进行分级指导临床治疗。绝大多数患者可以调整给药剂量和支持对症处理来找到一个合适的剂量,除非是 DPD 酶缺乏的患者。因为国人 DPD 酶缺乏的发生率非常低(国外报道可达 5％左右),故不常规检测该酶的活性,临床上使用时需要特别关注毒副反应特别大的患者。

Grade Ⅰ：维持原卡培他滨剂量;使用具有保护皮肤的乳膏或湿润烧伤软膏(moist exposed burn ointment,MEBO)。

Grade Ⅱ：维持原卡培他滨剂量或减量 25％;使用湿润烧伤软膏(moist exposed burn ointment,MEBO);支持治疗。

Grade Ⅲ：停用卡培他滨 1 个周期;调整剂量;使用湿润烧伤软膏(moist exposed burn ointment,MEBO);支持治疗。

支持治疗包括:避免过度的刺激,如过高的温度、过大的压力、频繁的手足摩擦等；手足的降温；为疼痛的皮肤提供护垫；保持皮肤的透气；避免过度出汗。

查房问题3：卡培他滨引起手足综合征的晚期表现是什么？

卡培他滨引起手足综合征的晚期表现为色素沉着、皮肤干燥（见插图8-6）。

【实践2】 卡培他滨和紫杉类手足毒性的差异

TGY，女性，54岁。诊断：双侧乳腺癌术后肝、骨、淋巴结转移。

2008.10行右乳癌保乳术，术后病理：浸润癌（倾向于导管浸润癌）2.1 cm×1.3 cm，腋窝淋巴结1/11，ER-、PR+++、HER2+，术后行环磷酰胺+表柔比星+紫杉醇化疗6个周期，后予右乳及锁骨上放疗。2009.05至2011.04口服托瑞米芬。2011.05复查发现左乳肿块，行左乳癌保乳术。术后我院病理会诊：（左乳）浸润性导管癌，Ⅱ级，左腋下淋巴结0/19，ER+++，PR少+，HER2-，Ki-67+10%～20%；（右乳）浸润性导管癌，Ⅱ级，脉管见癌栓，右腋下淋巴结（1/11）见癌转移，ER+++，PR+++，HER2-，Ki-67+20%。术后行环磷酰胺+吡柔比星化疗4个疗程，因不能耐受未继续化疗，后予左乳区放疗，继续口服托瑞米芬。2011.11患者查ECT示：左髋白放射性摄取增高，外院建议服他莫昔芬，2012.01复查CA153高，停用他莫昔芬，再服托瑞米芬至2012.05。2012.02复查CA153高，PET/CT检查示：左侧耻骨及髋白转移，左锁骨上可疑淋巴结转移不除外，左锁骨上细针穿刺未见肿瘤细胞，予唑来膦酸治疗2个周期。2012.05外院CT检查示：肝脏多发转移性癌。行多西他赛化疗9个周期。2013.03 S7段转移灶较前明显，病情较前进展。2013.03.24开始予口服卡培他滨，患者用药前手足综合征 1 度,考虑由之前治疗所致,接受治疗后进行性加重至 2013.06.04 达到 3 度、指甲脱落,出现左脚趾化脓、疼痛、渗液,予以指甲拔除、停药 1 周。2013.06.23 患者手足综合征已恢复到 1 度,指甲改变逐渐恢复(见插图 8-7)。

查房问题:卡培他滨会引起指甲脱落吗?

指甲改变的最常见药物是紫杉类药物,尤其以多西他赛多见。卡培他滨同样也可以引起指甲改变,严重时指甲或趾甲脱落,但是和紫杉类药物不同的是往往伴有手足综合征和全身皮肤色素沉着。

【实践3】 指甲改变的诊治

YQHU,女性,37 岁。诊断:右乳腺癌术后肝、骨转移。

2009.06 因右腋下肿块于外院行右乳肿块切除 + 右腋窝淋巴结清扫术。术后病理检查经我院会诊示:(右腋下)淋巴结转移性癌,ER -,PR 少 +(<5%),HER2 + + +,符合乳腺或副乳来源。术后予 TEC 方案辅助化疗 2 个周期(多西他赛 + 表柔比星 + 环磷酰胺)。化疗后患者自觉右侧锁骨上扪及淋巴结有少许增大(无转移性病理依据),且化疗反应较重,故改用 NXH 方案辅助化疗 8 个周期(长春瑞滨 + 卡培他滨 + 曲妥珠单抗)。之后行乳腺、锁骨上放疗,并继续予曲妥珠单抗单药维持共 1 年,末次治疗时间:2010.08.25。2012.12 复查考虑诊断右乳隐匿性癌术后肝骨转移,2013.01.10 行曲妥珠单抗联合紫杉类药物方案,患者用药 4 周期后出现指甲改变,指甲出血(见插图 8-8)。用药 6 周期后停药紫杉醇,曲妥珠单抗维持治疗,指甲改变逐渐恢复。

查房问题 1:紫杉类药物引起的指甲改变特征是什么?

紫杉类药物是引起指甲改变的常见药物,尤其以多西他赛多见。

紫杉醇周疗较3周疗法容易出现指甲改变。白蛋白结合型紫杉醇也易引起指甲改变,一旦出现,最重要的是预防继发感染,局部外涂聚维酮碘(碘伏)是比较有效的方法。

查房问题2: 指甲改变的 CTCAE 4.0 分级是怎样的?

CTCAE4.0 关于指甲改变的分级如表8-8所示。

表8-8　CTCAE 4.0指甲改变定义及分级

不良事件	分级				
	1	2	3	4	5
指甲变色(定义:特征为指甲板的颜色改变的病症)	无症状;仅有临床或诊断观察结果;无须介入	—	—	—	—
指甲脱落(定义:特征为指甲的一部分或全部脱落的病症)	无症状;指甲床从指甲板上分离或指甲脱落	有症状,指甲床从指甲板上分离或指甲脱落;工具性ADL受限	—	—	—
指甲脊皱(定义:特征为指甲上有垂直或水平脊皱的病症)	无症状;仅有临床或诊断观察结果;无须介入	—	—	—	—

注:ADL:activities of daily living,日常生活活动。工具性ADL:指可以备餐、购置杂货或衣物、使用电话、理财等

【实践4】　激素受体阳性的乳腺癌内脏转移的用药原则

YFZ,女性,77 岁。诊断:左乳腺癌术后肝、肺、骨转移。

2004.06 行左乳腺癌改良根治术,术后病理:肿块大小 2.5 cm× 2.0 cm,左乳浸润性导管癌,腋下淋巴结 0/16,ER +++,PR +~++,HER2-。术后环磷酰胺+表柔比星+氟尿嘧啶化疗 6 个周期,未行放疗,口服他莫昔芬 3 年。2010.09 发现骨

转移、肺转移,口服来曲唑治疗至 2012.01 肺转移进展,左胸壁新发多发结节。2012.02 开始卡培他滨 + 依西美坦治疗,2012.05 咳嗽、气喘并逐渐加重,胸壁结节溃烂。2012.05 CT 检查示:左前胸壁软组织影略增厚,左侧胸腔积液伴左肺不张,右肺多发性转移,多发性骨转移。2012.05 开始氟维司群治疗。2012.07 CT 检查示:左前胸壁软组织增厚较前退缩,右肺结节影较前缩小,左侧胸腔积液伴左肺不张同前,多发骨转移同前(见插图 8 - 9、8 - 10)。

查房问题 1:对于激素受体阳性的转移性乳腺癌患者,如果出现内脏转移,应该首选化疗还是内分泌治疗?

化疗和内分泌治疗的优缺点:化疗有效率高、起效快、不良反应大,内分泌治疗获益人群持久,生活质量好。2011 版 ESMO 指南明确指出除非肿瘤为临床进展性疾病必须得到快速缓解或肿瘤对内分泌治疗是否敏感存有疑虑,内分泌治疗是激素受体阳性转移性乳腺癌患者的首选。对于晚期乳腺癌患者,只要患者为激素敏感型,就应尽可能让她们接受持续的内分泌治疗,以尽可能延缓使用化疗,而化疗在患者出现激素抵抗时才使用。

查房问题 2:通过该病例获得的临床经验有哪些?

该患者 ER + + +,PR + ~ + +,HER2 -,淋巴结 -,术后 6 年发现肺、骨转移。由这些推测,该患者为腔面 A 型乳腺癌,一线来曲唑治疗无进展生存期(PFS)为 16 个月,二线卡培他滨 + 依西美坦 PFS 3 个月,三线氟维斯群也是有效。因此,临床上碰到没有化疗指征的患者,能不用化疗尽量不用化疗。

【实践 5】 依维莫司引起的非感染性肺炎

QQY,女性,47 岁。诊断:右乳腺癌术后左乳、淋巴结转移。

2004.11 发现右乳肿块,行空芯针穿刺示:浸润性导管癌,Ⅱ级,予长春瑞滨＋表柔比星化疗 3 个疗程。2004.11.24 行右乳癌根治术,术后病理检查示:浸润性导管癌,Ⅱ级,腋窝淋巴结 5/13,ER＋＋,PR＋,HER2－,术后予长春瑞滨＋表柔比星化疗 3 个疗程。后行辅助放疗,口服他莫昔芬后改托瑞米芬。2007.07 发现右腋下肿块,穿刺见腺癌细胞,胸部 CT 检查示:右侧胸壁小结节。予戈舍瑞林＋来曲唑口服,最佳疗效部分缓解(PR)。2008.05 发现腋下新发肿块,穿刺见腺癌细胞。口服依西美坦 2 个月后疾病进展(PD)。先后予以多西他赛＋卡培他滨、环磷酰胺＋卡培他滨治疗、白蛋白紫杉醇＋顺铂、吉西他滨＋卡铂方案、改为吉西他滨＋长春瑞滨方案化疗,最佳疗效疾病稳定(SD),胸腔积液控制不佳。2013.03.11 开始依维莫司＋依西美坦治疗,2013.05.03 胸部 CT 检查示:肺部炎症,双侧磨玻璃样阴影和轻度网状间质性病变(见插图 8 - 11)。患者感乏力、气促、低热、咳嗽,予以依维莫司减量后 1 月余症状和 CT 检查结果明显改善(见插图 8 - 12)。

查房问题 1：依维莫司引起的非感染性肺炎通常有哪些临床表现?

(1) 大多数在使用 mTOR 抑制剂的第 6～12 个月内出现。

(2) 常见临床表现：①可能无症状；②非特异呼吸系统症状及体征(呼吸困难、咳嗽、低氧血症、胸腔积液、发热、乏力等)。

(3) 疾病状态可能仅为亚临床表现,亦可能暴发(大多数为低级别且可逆)。

查房问题 2：依维莫司引起的非感染性肺炎的影像学表现有哪些?

影像学表现较为典型,主要表现为毛玻璃样改变及肺实质实变。

查房问题 3：依维莫司引起的非感染性肺炎的病理学表现有

哪些?

依维莫司引起的非感染性肺炎组织病理学改变多变,可以表现为以下情况:①淋巴细胞肺泡炎;②淋巴细胞间质性肺炎;③支气管肺泡闭塞机化性肺炎;④局灶纤维化;⑤肺泡出血。

查房问题4:依维莫司引起的非感染性肺炎该如何诊断?

(1)常规筛查可发现无症状患者的影像学改变。

(2)排除性诊断:①除外感染及肿瘤相关。②非感染性肺炎的诊断应在如下情况中考虑,如患者出现非特异的呼吸症状及体征;通过适当的检查,除外其他肺损伤(包括感染、肿瘤,或其他非药物相关原因),如血液和支气管灌洗液细菌检查阴性。

(3)在使用依维莫司治疗前进行影像学检查:①对于存在基础肺病的患者进行细致的呼吸功能检查监测,尤其是注意一氧化碳弥散功能;②既往呼吸系统疾病或治疗前肺功能异常患者风险明显升高。

(4)临床表现通常不特异。

查房问题5:依维莫司引起的非感染性肺炎的临床处理策略是什么?

依据治疗肾癌的经验(RECORD-1研究):在出现(任何等级)肺炎的患者中,其肺炎通常是在治疗开始后2~6个月内出现。大部分肺炎病例通过采取相应措施均得到有效管理:①减量或停用;②皮质激素治疗。

依维莫司对非感染性肺炎的临床处理策略如表8-9所示。

表8-9 依维莫司对非感染性肺炎的临床处理策略

级 别	症 状	诊 断	剂量调整
1级(轻度)	无症状,只有影像学证据	无特殊治疗开始密切监测	无药物剂量调整

续　表

级　别	症　状	诊　断	剂量调整
2级(中度)	有症状,但未对日常生活产生影响	根据症状严重程度:考虑呼吸科会诊;考虑除外感染相关可能;考虑激素治疗	暂时停止治疗,直至症状改善至≤1级,再以较低剂量重新使用依维莫司如4周仍未改善,停止治疗
3级(重度)	有症状,对日常产生影响,需要吸氧	呼吸科会诊除外感染性疾病除外感染后考虑激素治疗症状严重者可考虑激素和抗生素的联合使用	暂时停止依维莫司治疗,直至症状恢复至≤1级以较低剂量重新使用依维莫司,如毒性复发至3级,停止治疗
4级(危及生命)	危及生命,需要通气支持	同上	停止使用依维莫司

查房问题6: 依维莫司引起的非感染性肺炎的监测及随访策略是什么?

依维莫司引起的非感染性肺炎的监测及随访策略如表 8 - 10 所示。

表 8 - 10　依维莫司引起的非感染性肺炎的监测及随访策略

级　别	监测及随访策略
1级(轻度)	CT 肺窗:每 12 周重复 1 次,直至恢复正常
2级(中度)	CT 肺窗 可考虑:①肺功能检查,如肺活量、DLCO、静息 O_2 饱和度(每 12 周重复 1 次,直至恢复正常);②支气管镜活检和(或)支气管肺泡灌洗检查

级　别	监测及随访策略
3 级(重度)	CT 肺窗 可考虑：①肺功能检查,如肺活量、DLCO、静息 O_2 饱和度 （每 6 周重复 1 次,直至恢复正常）；②支气管镜活检和 (或)支气管肺泡灌洗检查
4 级(危及生命)	CT 肺窗 肺功能检查：肺活量、DLCO、静息 O_2 饱和度（每 6 周重复 1 次,直至恢复正常） 如条件允许,行支气管镜活检和(或)支气管肺泡灌洗检查

注：DLCO：一氧化碳弥散功能

【实践 6】 蒽环类药物相关心脏毒性的预防

SHF,女性,55 岁。诊断:右乳腺癌淋巴结转移。

患者于 2009.02 发现右侧乳房有一肿物,且渐增大伴皮肤溃破,行乳腺超声检查示：①右乳腺实质占位（BI‑RADS:5）；②右腋下肿大淋巴结。细胞穿刺病理示:(右乳)浸润性癌,免疫组化检查:ER＋, PR－, HER2＋。2009.03.02 胸部 CT 检查示:右乳肿块伴右锁骨上及右腋窝淋巴结肿大。行紫杉醇＋表柔比星化疗 6 个疗程。2009.07.14、07.24 两次心电图检查示:室性早搏。心超提示二尖瓣 E/A 比值降低,CTCAE 分级 1 级。2009.07.28 开始予表柔比星＋紫杉醇＋右丙亚胺化疗 2 个周期。2009.08.13 查心电图检查示正常心电图,2009.08.19 心超检查未见异常。

查房问题 1：对蒽环类药物相关的心脏毒性该如何进行临床评估？

心脏毒性的评估包括：①临床表现,如胸闷、心悸、呼吸困难；②心电图异常,如心律失常、心内传导异常；③心脏超声检查,如

LVEF 下降；④心肌酶谱变化,如心肌肌钙蛋白 T(cTnT)、脑钠肽(BNP)、心房利尿钠肽(ANP)。

查房问题 2：减少蒽环类药物相关的心脏毒性的策略包括哪些?
减少心脏毒性的策略包括如下。

(1) 充分评估,调整用药剂量或方案,采用其他剂型(脂质体剂型),加强心功能监测。

(2) 右丙亚胺的应用:第 1 次使用蒽环类药物前联合应用右丙亚胺,右丙亚胺与蒽环类剂量比(10～20)∶1。右丙亚胺用专用溶媒配置,0.9％氯化钠或 5％葡萄糖溶液稀释至 200 ml,30 min 内快速静脉滴注,之后给予蒽环类药物。该患者使用了右丙亚胺,无论从临床表现还是心电图结果均提示右丙亚胺确实能保护心脏。

【实践7】 癌性肝硬化的诊治

CLZ,女性,61 岁。诊断:左乳腺癌术后肝转移。

2010.02 行左乳部分切除术＋左腋窝淋巴结清扫术,术后病理检查:左乳乳腺病。(左腋下淋巴结)(6/6)转移性低分化腺癌。免疫组化检查示:ER＋＋＋, PR－, HER2＋～＋＋,HER2 FISH 阴性。后考虑左乳隐匿性乳腺癌,于 2010.03.17 行左乳切除术,病理检查示:左乳房标本未见肿瘤残留,乳头阴性。术后予表柔比星＋环磷酰胺＋多西他赛化疗 4 个周期,2010.09 予左侧胸壁＋左锁骨上放疗,期间口服阿那曲唑。2011.07.27 MRI 检查提示肝转移,予长春瑞滨＋环磷酰胺化疗 7 个周期,最佳疗效部分缓解(PR)。于 2012.01.11 开始口服阿帕替尼(VEGFR2 抑制剂),2 个疗程评价疾病进展(PD)。2012.03.16 予吉西他滨＋多西他赛化疗 8 个周期,最佳疗效为疾病稳定(SD)。2012.09 起依西美坦维持治疗,2012.11.28 腹部 MRI 检查示:肝脏疾病进展。2012.12.05 开始 FOLFOX 方案化疗 8

个周期,最佳疗效部分缓解(PR)。2013.07 腹部 MRI 检查示:肝脏多发转移灶、肝硬化、脾大(患者既往无肝炎病史、无血吸虫病史、无嗜酒史)。

2012.06.05 腹部 MRI 检查示:肝脏大小、各叶比例正常,肝内多发结节,最大约 19 mm,增强后环形强化,肝内血管走行如常,未见明显充盈缺损及扩张,肝内胆管未见扩张。脾脏、胰腺及胆囊的形态、大小及信号均未见异常。肝门及腹膜后未见肿大淋巴结,腹腔内未见积液。双肾盂略扩张,同前相仿(见插图 8 - 13)。

2013.07.09 腹部 MRI 检查示:肝脏多发转移灶,与前相仿。肝硬化,脾大,腹腔积液和前相仿(见插图 8 - 14)。

查房问题 1:什么是癌性肝硬化?

癌性肝硬化(carcinomatous cirrhosis)也叫假性肝硬化,与肝转移进展或化疗药物刺激有关,多见于接受化疗后的乳腺癌肝转移患者,也见于胰腺癌、食管癌、非小细胞肺癌肝转移的患者。

查房问题 2:癌性肝硬化的临床特征有哪些?

癌性肝硬化的临床症状和影像学表现与肝硬化类似,病理上无纤维分隔,小叶结构完整。即使患者无肝硬化的危险因素,临床上也会出现肝硬化门脉高压的表现,如腹水、上消化道出血等。出现假性肝硬化时,需区分化疗药物所致或疾病进展所致,处理原则不同。该例患者的癌性肝硬化考虑由化疗药物引起的可能性大。

【实践 8】 如何区分手足综合征和神经毒性

女性,50 岁。诊断:左乳癌术后肝、骨转移。

2011.05 外院行左乳癌根治术,术后病理检查(我院会诊)示:浸润性导管癌,Ⅱ级,脉管内见癌栓,乳头、皮肤基底与周围乳腺组织均未见癌累及,淋巴结7/7,ER+++,PR少+,HER2-,Ki-67+20%~40%。术后予多西他赛+表柔比星方案化疗4个周期。2011.11外院腹部B超检查发现肝内多发实质性包块,提示肝转移,2011.11.01给予多西他赛+表柔比星+氟尿嘧啶方案化疗1个周期。于2011.12开始卡培他滨方案化疗6个疗程。2、4疗程后疾病稳定(SD),6个疗程后疾病进展(PD)。后于2012.09接受苹果酸法米替尼(一种新的VEGFR2抑制剂)治疗,患者服药14 d后出现Ⅰ度手足综合征,服药4周期后出现Ⅲ度手足综合征(见插图8-15),予以停药处理。停药7 d后恢复至Ⅰ度手足综合征。

查房问题:如何区分手足综合征和神经毒性?

现在多数人认为手足综合征是一种炎性改变,往往伴有手足的感觉异常,神经毒性也可表现为感觉异常,临床上有时难以区分。为了统一规范,提出如下鉴别诊断的方法。

(1) 手足综合征在CTCAE 4.0中有一个规范的名称:palmar-planta erythrodysesthesia syndrome。

(2) 如无红斑、脱皮、手掌和脚掌皮肤发红等,仅有Ⅰ度感觉症状可以归类为周围神经毒性或者手足综合征。

(3) 如出现了红斑、肿胀,一般归类为该综合征。

【实践9】 如何区分抗血管生成药物和卡培他滨引起的手足综合征

ZJM,女性,48岁。诊断:右乳腺癌术后($T_1N_0M_0$,Ⅰ期),肝、肺、骨、淋巴结转移。

2007.01外院行右乳腺癌根治术,术后病理检查示:右乳浸润性导管癌Ⅱ级,脉管见癌栓,2 cm×2 cm,腋窝淋巴结0/10,ER+++,PR+++,HER2-,Ki-67+10%。术后行环磷酰胺+表柔比星+氟尿嘧啶方案化疗6个周期,末次化疗2008.03。

化疗后他莫昔芬内分泌治疗至 2011.05。2011.05.03 右锁骨上淋巴结肿大,于当地行淋巴结活检,病理检查示:转移性低分化腺癌,倾向乳腺来源。2011.05.13 胸部 CT 检查示:两肺内、纵隔、右肺门、右锁骨上淋巴结转移,肝内多发转移,ECT 检查:胸骨局灶性放射性浓聚,转移可能大。2011.05.26～09.09 予多西他赛＋顺铂化疗 6 个周期,定期给予唑来膦酸治疗骨转移,结合 PET 检查结果,疗效评价完全缓解(CR)。2011.10 起予来曲唑治疗。2012.09.21 复查胸部 CT 检查示:疾病进展(PD)。2012.09 始接受卡培他滨。服药 1 周期后患者开始出现Ⅰ度手足综合征,患者服药 2 个周期后达到Ⅲ度的手足皮肤反应(见插图 8-16),停药。停药 14 d 后手足综合征恢复至Ⅰ度,减量25％,继续用药。患者第 6 周期服药 5 d 时手足综合征达到Ⅱ度,自行停药,停药 9 天后恢复至Ⅰ度。患者第2、第4、第6程后疗效评价均为疾病稳定(SD),考虑到患者手足综合征反应大,无法耐受,予以出组。

查房问题:抗血管生成药物和卡培他滨引起的手足综合征有何不同?

卡培他滨引起的手足综合征主要发生于手掌及脚掌,可以表现为脱皮、水疱、脓疱等,而抗血管生成药物引起的手足综合征可以累及手足的所有皮肤,除了表现为脱皮、水疱、脓疱等,尤其是以小关节周围皮肤病变最明显。还可以有指甲改变、甲沟炎等表现。

【实践 10】 内分泌治疗失败的乳腺癌的治疗

SLP,女性,63 岁。诊断:双乳腺癌术后胸壁复发、胸膜转移。

1990.06 行右乳腺癌根治术,术后病理检查示:硬癌,淋巴结 0/2。1996.08 因右胸壁局部复发予局部放疗,环磷酰胺＋表柔比星＋

氟尿嘧啶化疗 4 个疗程,之后行胸壁结节切除术,术后长春瑞滨 + 表柔比星化疗 2 个疗程。1997.11 因发现左乳肿块行左乳腺癌根治术,术后病理检查示:浸润性小叶癌,淋巴结阴性,ER + / -, PR + , HER2 + + + ,术后环磷酰胺 + 甲氨蝶呤 + 氟尿嘧啶化疗 3 个疗程,未予放疗及内分泌治疗。2007.04 PET/CT 检查示胸骨体转移,开始口服阿那曲唑,2010.10 出现左胸壁红斑变大伴水疱,细针穿刺见腺癌细胞,改用依西美坦口服。2011.10 查左侧胸壁复发加重,左侧胸腔大量积液,胸骨及部分肋骨骨转移,胸腔积液化验见癌细胞。2011.10 开始口服来曲唑。2012.07.18 行左胸壁结节切除术,术后病理检查示:浸润或转移性腺癌,ER + + + , PR + + + , HER2 + + , Ki - 67 + 10%, HER2 FISH:阴性。2012.09.28 开始用氟维司群 500 mg, 28 d 治疗 1 次,治疗后背痛症状和胸壁渗液好转,双侧胸腔积液减少,双侧胸壁及左侧胸膜均有缩小(见插图 8 - 17)。

查房问题 1: 对于多线内分泌治疗失败的激素受体阳性患者,后续的治疗选择有哪些?

对于多线内分泌治疗失败的激素受体阳性患者,若患者无内脏转移或者为无症状的内脏转移,仍然可以考虑选择内分泌治疗。内分泌药物的选择可以是氟维司群或者依维莫司联合他莫昔芬或依西美坦;若患者疾病进展迅速或者出现有症状的内脏转移,可考虑化疗。

查房问题 2: 从该病例能够获得的临床经验有哪些?

一般来说,前一个内分泌药物获益的患者,后一个内分泌药物有效的可能性大。该患者一线阿那曲唑治疗的无进展生存期(PFS)时间是 42 个月;二线内分泌治疗的依西美坦治疗的 PFS 时间是 12 个月;三线来曲唑治疗的 PFS 时间是 9 个月;四线氟维司群治疗仍旧有效。

【实践11】 乳腺癌的原发性耐药

CYJ，女性，52岁。诊断：右乳腺癌术后（pT$_x$N$_0$M$_0$）胸壁复发，肋骨、双肺转移。

2011.01行右乳腺癌改良根治术，术后病理检查示：右乳浸润性导管癌Ⅱ级，ER＋（60％，中等），PR＋（60％，中等），HER2＋，Ki-67＋30％，淋巴结未见转移。术后他莫昔芬治疗近1年多，2012.12.05右胸壁结节穿刺病理检查示：转移性腺癌。2012.12查CT检查示：右侧胸壁近胸骨右侧肿块，3.8 cm×4.2 cm，局部肋骨破坏，为转移。ECT检查示：右第1～3前肋端放射性摄取增高。于2012.12.14开始予多西他赛化疗3个疗程，2013.02.27胸部CT检查示：右侧胸壁肿块较前增大，7.2 cm×5.9 cm，侵及右前肋；右肺中叶斑片影，右肺中下类小结节，疗效评价疾病进展（PD）。2013.02.25开始予来曲唑治疗，肿块逐渐增大，疼痛较前加重。2013.04.26胸部CT检查示：右侧胸壁肿块较前增大，8.5 cm×9.4 cm，侵及右前肋；双肺散在多发小结节，较前增多增大；转移可能大。右肺中叶斑片影较前吸收，疗效评价疾病进展（PD）（见插图8-18）。2013.05.14开始口服卡培他滨治疗，查体右侧胸壁可见巨大肿块，大小10 cm×10 cm，质地韧，不可推动，压痛（＋）。2013.06.17患者右侧胸壁肿块增大至16 cm×14 cm，质地韧，不可推动（见插图8-18）。2013.06.21开始紫杉醇＋吉西他滨化疗2个疗程，于2013.11.15死亡。

查房问题1：乳腺癌的原发性耐药问题是什么？

该患者有以下几个特征：①激素受体阳性；②有时单单表现为局部复发；③不伴有全身血道转移或伴有较轻的全身转移。

该患者是一个原发性耐药患者，是腔面B型乳腺癌，术后未到2

年就复发了,所有化疗均无效,包括多西他赛、卡培他滨、紫杉醇和吉西他滨。所有内分泌治疗药物对该患者也没有疗效,包括他莫昔芬和来曲唑。

查房问题2: 从该病例中能够获得哪些临床经验?

原发性耐药的机制多种多样,多药耐药基因仅仅解释化疗药物的耐药,mTOR通路的激活和雌激素受体的低表达或ERβ的表达用于解释内分泌治疗的耐药。DNA损伤的修复机制和乳腺癌干细胞的激活机制可以用于解释所有药物的耐药。

【实践12】 HER2阳性乳腺癌药物治疗进展

CAZ,女性,60岁。诊断:右乳腺癌术后胸壁复发、淋巴结转移。

患者2011.11无意中发现右乳外侧一硬块,边界不清,后肿块渐增大。2012.02出现右乳外侧、乳房上方皮肤发红、发热,伴水肿。2012.03乳腺超声检查示:右乳外侧及外上实质不均质占位(BI-RADS:5),右侧腋下多发肿大淋巴结(转移可能)。PET/CT检查示:①右乳腺癌伴同侧腋下多发淋巴结转移可能大;②右乳皮肤略增厚,FDG代谢略增高;③右侧内乳淋巴结转移不除外。右乳肿块空心针穿刺,病理检查报告示:(右乳)浸润性癌。免疫组化检查示:ER-,PR-,HER2+++、Ki-67+约20%。HER2 FISH:阳性/阴性,可疑。右腋下肿块穿刺,细胞学检查见腺癌细胞。2012.03.21开始新辅助化疗PCH单周方案(曲妥珠单抗+紫杉醇+卡铂)4个疗程。2012.07.16我院行右乳腺癌改良根治术,术后病理检查示:肿块位于外上象限,肿块大小2 cm×1.5 cm×1 cm。浸润性导管癌,淋巴结6/14,脉管内癌栓+,瘤细胞检查示:ER-,PR-,HER2++,Ki-67+10%。2012.07.24予CEF(CTX+EPI+5-FU)化疗3个疗程,末次化疗时间 2012.09。术后行右侧锁骨上及右胸壁放疗,DT:50 Gy/25 Fx。放疗后曲妥珠单抗靶向治疗 1 年,末次用药时间为 2013.11.28。2013.11 发现右胸壁红肿。2013.12.24 外院右胸壁肿物穿刺:见癌组织浸润,ER-,PR-,HER2++~+++。2013.01.02 开始拉帕替尼+卡培他滨治疗 3 个月。2014.03 开始拉帕替尼+曲妥珠单抗+卡培他滨治疗,胸壁肿块增大,疗效评价疾病进展(PD)。2014.05.05 外院行右胸壁肿块切除+植皮手术+左乳腺切除+左腋下淋巴结清扫术,病理检查示:左乳乳腺组织呈纤维囊性乳腺病改变,皮肤及乳头均未见癌,左腋下淋巴结 3/10,右胸壁低分化腺癌浸润,符合乳腺癌浸润,可见脉管内癌栓及神经束侵犯,ER-,PR-,HER2+++,Ki-67+30%。术后手术切口迁延不愈,手术区域附近新发肿块,考虑疾病进展,于 2014.07.17 开始行 T-DM1 160 mg 化疗 1 个周期后,肿块增大和胸壁破溃加重,予帕妥珠单抗+T-DM1 治疗 1 个周期,肿块进一步增大和胸壁破溃继续加重,于 2014.09 开始行吉西他滨+紫杉醇单周化疗(wGT)1 个周期后,胸壁破溃明显好转,2 个疗程获得了部分缓解(PR),无进展生存(PFS)时间 6 个月。

查房问题 1: HER2 阳性的乳腺癌患者的标准辅助治疗是什么?

辅助治疗时 HER2 阳性且 T>0.5 cm,可以进行为期 1 年的曲妥珠单抗靶向治疗。

查房问题 2: HER2 阳性的转移性乳腺癌患者的抗 HER2 药物的选择是什么?

根据 2014 年乳腺癌 NCCN 指南,对于既往未使用过曲妥珠单抗或辅助治疗停药 1 年以上复发或转移的患者,优先推荐曲妥珠单抗联合帕妥珠单抗及紫杉类药物(多希紫杉醇或紫杉醇)治疗,但目前因为帕妥珠单抗在中国尚未上市,可以考虑使用曲妥珠单抗联合化疗(紫杉醇加或不加卡铂、多西紫杉醇、长春瑞滨、卡培他滨)。对于既往接受过曲妥珠单抗治疗的患者,目前优先推荐 T-DM1 治疗,但同样的问题是,T-DM1 也尚未在中国上市,所以可以选择如下治疗:①拉帕替尼 + 卡培他滨;②保留曲妥珠单抗,更换化疗方案;③双靶向药物联合应用:曲妥珠单抗联合拉帕替尼。

查房问题 3: 抗 HER2 靶向治疗的耐药性如何?

该患者使用了目前已经获批的所有抗 HER2 靶向治疗药物,包括曲妥珠单抗、拉帕替尼、帕妥珠单抗和 T-DM1,但是疾病并没有得到任何控制,应该做一些转化性研究,明确为什么没有疗效。传统的化疗药物,如紫杉醇 + 吉西他滨方案反而有效,获得了部分缓解(PR)。

【实践 13】 紫杉醇相关的急性疼痛综合征(P-APS)

女性,66 岁。诊断:①左乳浸润性导管癌术后($pT_2N_0M_0$,ⅡA 期)双肺及多发淋巴结转移;②右乳导管内癌术后($pT_{is}N_0M_0$ 0 期);③原发性高血压 3 级,高危。

患者 2002.07.02 在我院行右乳单纯切除术 + 左乳腺癌改良根治术,术后病理检查示:左乳浸润性导管癌,5 cm×4 cm,淋巴结 0/7,ER-,PR 个别 +,HER2 +++,右乳导管内癌,术后予以 CEF 方案化疗 6 个疗程,末次化疗时间不详。2010.11 发现左上肺结节较前增大,考虑转移可能,伴纵隔淋巴结肿大。我院行 EBUS-TBNA 穿刺 4R 组淋巴结,病理检查示:腺癌,结合酶标倾向乳癌转移。ER+,PR+,Ki-67+50%,HER2+。于 2010.12.02 开始口服阿那曲唑治疗。2012.04.03 复查肺部病灶进展,于 2012.04.23 开始行长春瑞滨化疗 6 个周期,最佳疗效评价为疾病稳定(SD),末次化疗时间 2012.08.13。后口服甲地孕酮治疗。2013.03.25 复查肺部病灶进展,于 2013.03.28

开始口服来曲唑内分泌治疗。2013.06.20 复查肺部病灶进展，于 2014.06.20 给予紫杉醇 175 mg/m² 1 次,2014.06.23 出现乏力Ⅲ度,双下肢疼痛(NRS 8 分),不能站立,急查脑 MRI 示:两侧额顶叶及侧脑室旁多发腔隙性梗死可能。予以对症止痛治疗,2014.06.24 开始双下肢疼痛及运动功能逐渐恢复。既往有脑梗死发作史。后续拒绝再次使用紫杉醇。

查房问题 1:该患者在使用紫杉醇后第 4 天突发下肢疼痛、不能活动,需要和哪些疾病鉴别?

(1) 乳腺癌脑转移:脑是乳腺癌常见转移部位之一,乳腺癌脑转移发生率在 10%～15%,脑转移引起的临床症状多样,与病变大小、部位、占位效应及患者的敏感性相关。患者多有颅内高压表现,可伴有中枢神经系统压迫症状,MRI 是目前诊断脑转移的主要检查方法,PET/CT 检查对于病灶的定性有很大的帮助。根据患者 MRI 报告,暂不考虑此诊断。

(2) 脑梗死(脑梗、缺血性脑卒中):是指由于脑部血液供应障碍、缺血、缺氧引起的局限性脑组织的缺血性坏死,患者一般有糖尿病、肥胖、高血压、风湿性心脏病、心律失常等病史,通常发展迅速(数秒到数分钟),但亦可以是进程缓慢的一种症状,症状呈多样性,常见的症状如偏瘫,偏身感觉障碍,失语或局灶性癫痫发作等,CT 和 MRI 检查可以帮助诊断。

查房问题 2:如何对紫杉醇相关的急性疼痛综合征(P－APS)进行诊断和治疗?

紫杉醇相关的急性疼痛综合征(P－APS)一般在开始紫杉醇治疗的第 4 天达到高峰,以下肢疼痛最常见(42%),无肌肉或关节的病理学改变。71% 首次使用紫杉醇周疗患者的疼痛评分为:1～10 分,20% 的该类患者疼痛评分:5～10 分(总分为 10 分)。P－APS 综合征第 1 次给药后症状较重,后续治疗时会有所改善。它与患者后期的外周神经毒性(尤其是外周感觉神经毒性)呈正相关,但与后续的肌肉和骨骼疼痛程度无关。迄今,尚无有效的方法可以预防 P - APS,治疗以对症止痛治疗为主。P - APS 患者往往容易在后续治疗中发生外周神经毒性、中枢神经毒性及自主神经毒性等。

【实践 14】 luminal B 型乳腺癌的辅助化疗

女性,49 岁。诊断:左乳腺癌术后($pT_1cN_0M_0$,Ⅰ 期),胸壁复发,肺、骨、淋巴结转移。

患者 2012.08 外院因"左乳外上象限肿块"行左乳腺癌改良根治术,术后病理(我院会诊)检查示:浸润性导管癌,Ⅲ 级。肿块大小 1.8 cm,左腋下淋巴结 1/20,未见肯定的脉管侵犯,可见神经侵犯。ER ++,PR +,HER2 +,Ki - 67 + 35%。术后予 AT 方案(表柔比星 + 多西他赛)化疗 6 个周期。后口服他莫昔芬治疗 3.5 年后自行停药。2015.03 外院 CT 检查示:双肺转移灶,纵隔少许稍大淋巴结,左侧腋窝不规则软组织影。我院 PET/CT 检查示:胸骨旁左侧胸壁软组织密度影,FDG 代谢异常增高,考虑复发,两肺多发转移结节,胸骨、左侧锁骨转移,左侧内乳、肺门、纵隔淋巴结转移可能。

查房问题 1:该患者的最佳辅助化疗方案是什么?

该患者属于 luminal B 型乳腺癌,术后复发风险为中危,主要的复发危险因素为病理分化 Ⅲ 级和淋巴结 1 个阳性,该患者的辅助化疗建议为 6~8 个周期,可以考虑 FEC(5 - FU 500 mg/m², d1,表柔比星 90 mg/m², d1,环磷酰胺 500 mg/m², d1,3 周 1 次)3 个周期序贯 T(多西他赛 100 mg/m², d1,3 周 1 次)3 个周期的方案或者 EC(表柔比星 90~100 mg/m², d1,环磷酰胺 600 mg/m², d1,3 周 1 次)4 个周期序贯 T(多西他赛 100 mg/m², d1,3 周 1 次)4 个周期。至于在使用含蒽环类药物的方案的时候到底是选择 FEC 还是 EC 的方案,意大利的 GIM 研究结果可以给我们一些提示:该研究比较了 FEC-T 和 EC-T 两种辅助序贯化疗方案的疗效和毒副反应,结果表明 FEC 方案组与 EC 方案组的疗效相似,但毒副反应明显增加。另外,卡培他滨乳腺癌辅助治疗的 2 个临床试验的结果也是阴性的,进一步提示氟尿嘧啶在乳腺癌的辅助治疗中的地位是比较低的,我们目前的临床工作中,无论该患者需要接受 6 个还是 8 个周期的辅助化疗,我们都更倾向于选择 EC-T 的序贯化疗方案。

查房问题 2:AT 方案为什么不是一个好的辅助治疗方案?

乳腺癌的辅助治疗方案的选择一定要依据循证医学的证据来使用,因为化疗期间是无法知道药物的疗效的。一直到患者被查出复发了或转移了,才知道以前的药物治疗是无效的。AT 方案,A 代表蒽环类,T 代表紫杉类,已经多个临床试验证明它的疗效较差。

【实践 15】 三阴性乳腺癌的辅助化疗

女性,62 岁。诊断:右乳腺癌术后($pT_1N_3M_0$,ⅢC 期),肝、淋巴结转移。

患者 2013.12.25 外院行右乳腺癌改良根治术,术后外院病理检查:右乳浸润性癌,肿块位于外下象限,Ⅱ~Ⅲ级,肿块大小:1.5 cm,右腋下淋巴结 20/22。我院病理会诊:右乳浸润性导管癌,Ⅲ级,脉管内见癌栓,ER-,PR-,HER2-,Ki-67+90%。2014.01 起行 EC(表柔比星+环磷酰胺)×4 疗程序贯 TXT(多西他赛)×4 疗程方案化疗。2014.06.18~2014.07.23 行右胸壁及锁骨上淋巴引流区放疗 DT:50 Gy/25 Fx,右锁骨上阳性淋巴结 DT:65 Gy/25 Fx。后中医中药调理,定期复查。2014.06 外院 PET/CT 检查发现右锁上、右腋下淋巴结肿大,未行处理。2015.01 发现左颈部淋巴较前明显增大,2015.03.04 外院行左颈部淋巴结切除活检术,病理检查示:淋巴结转移性恶性肿瘤,考虑为腺癌。我院病理会诊示:左颈淋巴结转移性癌,符合乳腺癌转移,ER-,PR-,HER2-,Ki-67+85%。2015.03.13 我院 PET/CT 检查示:肝左叶转移,全身多发淋巴结转移,右侧腋下片状 FDG 代谢增高,密切随访。

查房问题 1:该患者的最佳辅助化疗方案是什么?

根据该患者的术后免疫组织化学检查结果,该患者属于三阴性乳腺癌(triple-negative breast cancer,TNBC),且术后淋巴结转移数>4 个,术后复发风险为高危,根据 2015 年 NCCN 指南和 E1199 研究的结果,三阴性乳腺癌的术后辅助化疗方案应以剂量密集型 EC-P 方案(表柔比星 90 mg/m², d1,环磷酰胺 600 mg/m², d1,2 周 1 次×4 次,序贯每周紫杉醇 80 mg/m²,静脉注射,每周 1 次×12 次)作为首选。

临床上如果遇到中危的三阴性乳腺癌,也可以将 EC 2 周方案调整为 3 周方案。

查房问题 2:该患者为什么如此快就发生复发和转移?

主要与肿瘤本身的生物学行为有关,该患者 Ki-67 指数,原发灶高达 90%,淋巴结转移灶高达 85%。

查房问题 3:目前的药物治疗选择是什么?

目前能够找到的循证医学证据是吉西他滨联合顺铂或卡铂方案。吉西他滨联合卡铂方案没有与标准手段进行过比较。吉西他滨联合顺铂方案是复旦大学附属肿瘤医院研究出来的方案,已经和标准方案吉西他滨联合紫杉醇在Ⅲ期试验进行过比较,而且结果发表在《柳叶刀·肿瘤学》上。因此,我们推荐此方案。

【实践 16】 多西他赛引起的罕见出血性皮疹

WF,59 岁。目前诊断:右乳腺癌改良根治术后($pT_1N_2M_0$,ⅢA 期)。

2015.01 外院行右乳腺癌改良根治术,术后病理检查示:浸润性小叶癌,1.5 cm,ER++,PR+,HER2+,Ki-67+5%,淋巴结 5/14。术后 EC(脂质体多柔比星+环磷酰胺)化疗 4 个周期,化疗期间出现Ⅰ°手足皮肤反应(手掌虎口局部脱皮,见插图 8-19)。序贯 TXT(140 mg)1 个周期,末次化疗后 1 周左右出现全身皮疹,有出血、水疱、表皮脱落,手足麻木,手肿,起疱,口腔溃疡,吞咽疼痛。停经 8 年(见插图 8-20)。

既往史:1996 年前荨麻疹间断发作 10 余年。

查房问题 1:该患者的皮疹考虑为何种原因?

该患者行 EC 方案化疗 4 个周期,期间出现了手足皮肤反应,考虑与脂质体多柔比星相关,全身其他部位无明显皮疹。行多西他赛治疗 1 个周期后 1 周出现了严重的出血性皮疹伴水疱、表皮脱落,考虑与多西他赛相关。多西他赛的产品说明书中提到:多西他赛相关的皮肤反应常表现为红斑,主要见于手、足,也可发生在臂部、脸部及胸部的局部皮疹有时伴有瘙痒。皮疹通常可能在滴注多西他赛后 1 周内发生,但可在下次滴注前恢复。严重症状如皮疹后出现脱皮则极少发生。可能会发生指(趾)甲病变。以色素沉着或变淡为特点,有时发生疼痛和指甲脱落。如已观察到的皮肤反应有肢端(手心或足底)局限性红斑伴水肿、脱皮等。此类毒性可能导致中断或停止治疗。

查房问题 2:该患者后续的治疗应该如何?

根据该患者本次多西他赛使用后出现的全身多发性出血性皮疹的表现及既往的"荨麻疹"史,考虑该患者可能为过敏体质,建议停用化疗,后续予放疗及阿那曲唑内分泌治疗,至少用足 5 年。

【实践 17】 白蛋白结合型紫杉醇相关性皮疹

SS,女性,52 岁。目前诊断:左乳腺癌术后($pT_1N_0M_0$,Ⅰ期)肝转移。

患者 2009.06 外院行左乳腺癌保乳根治术,术后病理检查(我院病理会诊)示:(左乳)浸润性导管癌,Ⅱ级,含部分导管原位癌,肿瘤大小约 1.2 cm×1.0 cm×0.6 cm,未见肯定的脉管侵犯,各切缘未见癌累及,淋巴结 0/24。免疫组化检查示:肿瘤细胞 ER-,PR-,HER2+,Ki-67+30%。2009.07~10 予 TC 方案辅助化疗 4 个周期。2009.10~12 我院行左乳腺放疗,DT:50 Gy/25 Fx,局部瘤床加量 10 Gy/5 Fx。后予他莫昔芬内分泌治疗。2012.01 腹部 MRI 检查示:肝脏多发转移。行肝脏穿刺活检,病理检查示:转移性腺癌,结合病史,首先考虑乳腺癌转移;免疫组化检查示:ER-,PR-,HER2++,HER2 FISH:阴性,Ki-67+45%。2012.02 开始予 ABX+DDP 方案化疗 6 个周期,具体用药:ABX 200 mg d1,d8,d15+DDP 120 mg,d1,每 4 周 1 次。最佳疗效为部分缓解(PR)。1 周期化疗后出现颜面部及双下肢皮疹,为斑丘疹,伴瘙痒(见插图 8-21)。

查房问题 1:该患者的皮疹考虑和哪个化疗药物有关?

该患者皮疹主要考虑与白蛋白结合型紫杉醇(ABX)有关。

查房问题 2:白蛋白紫杉醇相关的皮疹的特点有哪些?

白蛋白紫杉醇相关的皮疹发生率约 37%,最常见的部位主要集中在面部、颈部、四肢及躯干皱褶处。这种伴瘙痒的斑丘疹中位发病时间为用药后 2 d(95%CI,1~7 d),多数的不良事件分级是 1~2 级,并不影响化疗剂量。极少数患者(约 1%)会出现全身广泛红斑,甚至毁容,化疗药物需要减量。斑丘疹消退的中位时间为抗组胺药物使用后 2 d(95%CI,1~10 d),但是约 48%的患者在斑丘疹消退后会出现色素沉着。与西方患者相比,这种情况在亚洲人中更常见(4% vs 37%,$P < 0.000\,1$)。这种不良事件可能与该化疗药物中的白蛋白成分相关。[1]

【实践 18】 雌激素水平下降引起的尿失禁

CY,42 岁。目前诊断:右乳腺癌改良根治术后($pT_2N_2M_0$,ⅢA 期)。

患者因"发现右乳肿块"于我院行空心针活检,病理检查示:ER +,PR +,HER2 + +,HER2 FISH:阴性。右腋下肿块穿刺:见肿瘤细胞,倾向转移性腺癌。2013.06 予新辅助化疗 EC(表柔比星 + 环磷酰胺)4 个周期序贯多西他赛 4 个周期,疗效为部分缓解(PR)。2014.05 行右乳腺癌改良根治术,术后病理检查示:肿块大小 3.5 cm,浸润性导管癌,Ⅱ级,侵犯乳头真皮层,脉管 +,淋巴结 7/22,ER +(80%,中度),PR +(5%,中度),HER2 + +,HER2 FISH:阴性。术后行局部放疗,DT:50Gy/25 Fx。2014.06 开始予亮丙瑞林(抑那通)+ 他莫昔芬治疗。诉2014.10 开始有尿失禁,并逐渐加重,外院予以托特罗定对症治疗后好转。

查房问题 1:该患者发生尿失禁的可能原因是什么?

压力性尿失禁(stress urinary incontinence,SUI)是指喷嚏或咳嗽等腹压增高时出现不自主的尿液自尿道外口渗漏。症状表现为咳嗽、喷嚏、大笑等腹压增加时不自主溢尿。女性尿失禁发生率随着年

---

[1] Tang LC, Wang BY, Sun S, et al. Higher rate of skin rash in a phase Ⅱ trial with weekly nanoparticle albumin-bound paclitaxel and cisplatin combination in Chinese breast cancer patients. BMC Cancer,2013,13:232.

龄增长而逐渐增高,高发年龄为 45～55 岁。年龄与尿失禁的相关性可能与随着年龄的增长而出现的盆底肌松弛、雌激素减少和尿道括约肌退行性变等有关。一些老年常见疾病,如慢性肺部疾患、糖尿病等,也可促进尿失禁进展,是否使用降低体内雌激素的药物会增加其发生率尚无定论。

查房问题 2:该患者后续还能继续使用目前的内分泌治疗吗?

在排除了其他器质性疾病之后,该例患者使用了托特罗定(为竞争性 M 胆碱受体阻滞剂,用于缓解膀胱过度活动所致的尿频、尿急和紧迫性尿失禁症状)后,尿失禁症状有所缓解,可以继续使用亮丙瑞林+他莫昔芬治疗。

【实践 19】 宫颈癌纵隔淋巴结转移

SXH,女性,40 岁。目前诊断:宫颈癌术后(Ⅰb1 期),纵隔淋巴结转移,肺转移?

患者因"性生活后阴道出血 6 个月"于 2011.11 入我院,2011.11.09 在全麻下行广泛子宫切除+盆腔淋巴结清扫术+双侧卵巢悬吊术。术后病理检查示:肿瘤位于宫颈 3'～9',肿瘤大体类型:内生性,肿瘤大小 2.5 cm×0.7 cm×0.4 cm。组织学诊断:非角化性鳞状细胞癌,淋巴结转移 0/24,侵犯邻近器官:病理学上难以评估,浸润深度:宫颈纤维肌壁上 1/3 层,阴道切缘-,神经侵犯-,脉管内癌栓-。术后定期随访。2013.12 外院胸腹盆 CT 检查(我院放射诊断会诊)示:子宫术后改变,盆腔内未见明显肿大淋巴结,右肺上叶后段结节灶,考虑转移,气管前腔静脉后间隙见肿大淋巴结,符合转移,腹主动脉旁见少许 1 cm左右淋巴结,肝胆胰及双肾未见明显异常。2013.12.26 行纵隔镜活检(我院病理会诊)示:纵隔低分化癌,宫颈和纵隔标本人乳头状瘤病毒(HPV)均为阳性。2014.01 开始予每周紫杉醇＋顺铂化疗 5 个疗程,后行放疗,2014.10 开始口服卡培他滨治疗。

查房问题 1:该患者宫颈癌术后发现纵隔淋巴结肿大,需要与哪些疾病鉴别?

鉴别诊断方法如下。

(1)胸腺肿瘤:胸腺肿瘤中绝大多数为胸腺瘤,约一半的胸腺瘤无症状,常在常规胸片检查中发现,40%患者有重症肌无力症状,表现为复视、上睑下垂、吞咽困难、乏力等,其他主诉可有胸痛、出血症状或纵隔结构受压等。70%的胸腺瘤可有不同程度的全身症状,主要表现为自身免疫性疾病,内分泌异常。术后病理可明确诊断。

(2)神经源性肿瘤:可分为两大类。一类为来自自主神经者,如神经节细胞瘤,属于良性;恶性者为神经母细胞瘤和节细胞神经母细胞瘤。大多数患者无自觉症状,或偶感患侧胸痛,神经节细胞瘤可有同侧交感神经麻痹综合征表现,若恶变则症状加重,压迫脏器时可出现上腔静脉综合征、呼吸困难、吞咽梗阻等。X 线摄片检查可见肿块边界清楚、密度均匀、圆形或者椭圆形阴影,部分病例可见肿块相邻的肋骨或脊椎受压或破坏。术后病理可明确诊断。

(3)纵隔淋巴瘤:是原发于淋巴组织的恶性肿瘤,男性多于女性,以青壮年为多见,它是一种全身性的疾病,局部表现为淋巴结肿大,通常先后或同时累及几组淋巴结,而最初多表现为颈部、腋窝、腹股沟等处浅表淋巴结肿大,肿大的淋巴结较硬,且有橡皮样弹性,患者可有不规则发热、盗汗、贫血、体重下降、肝大、脾大等表现。诊断主要靠淋巴结穿刺活检或切取活检,病理特征为正常淋巴结构被破坏,霍奇金淋巴瘤表现为细胞多形性及特征性 Reed-Sternberg (R‐S)细胞;非霍奇金淋巴瘤表现为单一形态的瘤细胞或淋巴组织细胞无 R‐S 细胞。

(4)其他:如纵隔畸胎瘤、纵隔囊肿、胸内甲状腺肿和生殖细胞肿瘤。

查房问题 2：从该病例中能够获得哪些临床经验？

该患者为宫颈癌术后（Ⅰb1 期）2 年发现纵隔淋巴结肿大，当时宫颈癌手术时并没有发现淋巴结转移，而且复发时腹腔和盆腔均无复发和转移病灶，临床上非常罕见。充分和患者沟通后，患者接受了纵隔淋巴结活检，与病理科医生沟通后，将纵隔淋巴结病理和当年宫颈癌手术病理进行了比照，最后证实纵隔淋巴结转移灶的肿瘤形态和宫颈癌原发灶相似，而且 HPV 均为阳性。考虑该患者纵隔淋巴结为宫颈癌转移，后续治疗参照宫颈癌的治疗方法。

药物临床试验

9.1 阿帕替尼的主要不良反应及出现的时间

阿帕替尼为抗血管内皮生长因子受体2(VEGFR2)的酪氨酸激酶抑制剂(TKI),作用在正常细胞上的靶点后可导致各种不良反应。复旦大学附属肿瘤医院牵头的由全国多中心参与的Ⅱ期临床试验发现不良事件发生的时间特征为:①1周内出现高血压、骨髓抑制和肝肾功能损害;②1个月左右出现蛋白尿;③1个月到半年出现出血,心脏毒性(类似蒽环类药物),肺毒性;④1年后仍有罹患急性胰腺炎的风险。

9.2 可评价病灶和可测量病灶的区别

可评价病灶包括可测量病灶及不可测量病灶,如骨转移、胸腔积液、腹水等。

9.3 常见的肿瘤研究重点有哪些

(1) 疾病进展时间(time to progression,TTP):是指从随机分组开始到肿瘤进展的时间。与 PFS 相比,TTP 在预测临床获益方面差,因其仅考虑抗肿瘤活性,在分析时死亡但疾病还没有进展的病例缺失,导致一些重要信息的丢失。

(2) 无进展生存期(progression free survival,PFS):是指从随机分组开始至肿瘤进展,或者因任何原因引起死亡的时间。与 TTP

相比，PFS 是更好的预测临床获益的指标。

（3）治疗失败时间（time to treatment failure，TTF）：指从随机化开始至出现疾病进展、死亡、由于不良事件退出、患者拒绝继续进行研究或者使用了新治疗的时间。由于退出试验的原因可能包含疗效、毒性、安全性等，不单单展现药物疗效，因而不建议用于疗效确认性试验。

（4）总生存期（overall survival，OS）：指从随机化开始至因任何原因引起死亡的时间。该指标常常被认为是肿瘤临床试验中最佳的疗效终点。但是患者可能接受多个方案的治疗，有时难以评价一个具体方案的获益。

（5）无病生存期（disease-free survival，DFS）：是指从随机化开始至疾病复发或患者因任何原因导致死亡的时间。该指标常被用于经根治性手术或根治性放疗后的辅助治疗研究中。

9.4　哪些情况属于严重不良事件

严重不良事件（severe adverse event，SAE）是指任何剂量下出现的任何不良医学情况，包括造成死亡、威胁生命、需要住院或者使原有住院时间延长、造成永久的或者显著的残疾或功能障碍、先天性异常或出生缺陷。

9.5　不良事件（AE）随访何时可以停下来

（1）与研究药物相关的 AE：①消失或者恢复到基线水平；②再次评估认定无因果关系；③死亡；④开始新的抗肿瘤治疗方案；⑤研究者证实预计不会得到进一步的改善；⑥不再收集临床或安全性数据或者最终数据库关闭。

（2）与研究药物无关的重度或危及生命的 AE：①消失或者恢复到基线水平；②严重性改善到 2 级；③死亡；④开始新的抗肿瘤治疗方案；⑤研究者证实预计不会得到进一步的改善；⑥不再收集临

床或安全性数据,或者最终数据库关闭。

9.6 分子靶向治疗药物都是以生物有效剂量给药吗

吉非替尼以生物有效剂量给药,可以给到每天 750 mg(最大耐受剂量),但在实际临床上为每天 250 mg;而厄洛替尼以最大耐受剂量(MTD)给药,每天 150 mg,其剂量限制性毒性反应是皮疹和腹泻。曲妥珠单抗以生物有效剂量给药,而贝伐珠单抗以 MTD 给药。

9.7 口服抗血管生成药物酪氨酸激酶抑制剂(TKI)的剂量限制性毒性包括哪些内容

剂量限制性毒性(dose limited toxicity,DLT)包括血液学毒性和非血液学毒性,DLT 的观察时间通常为 28 d,在 DLT 观察期,不对不良反应进行干预,除非达到 DLT 标准或者方案规定。DLT 包括:3 级的非血液学毒性;经过治疗后的 3 级腹泻、恶心及呕吐,得到控制的除外;任何达到 4 级的毒性;3 级高血压[收缩压≥160 mmHg和(或)舒张压≥100 mmHg]无法在 7 d 内通过药物控制到 2 级以下[收缩压<160 mmHg 和(或)舒张压<100 mmHg];2 级蛋白尿(持续≥7 d)或出现 3 级蛋白尿;3 级发热性中性粒细胞减少或 4 级中性粒细胞减少(连续 3 d 及以上);3 级血小板减少持续 5 d 及以上或 3级血小板减少伴临床出血症状;由于药物相关毒性导致第 1 周期给药剂量低于计划总剂量的 75%。

注意事项:不同临床试验的 DLT 定义并不完全一样,化疗、内分泌治疗和分子靶向治疗药物不一样;静脉一次给药和持续口服给药也不完全一样。

9.8 如何确定最大耐受剂量

在美国,最大耐受剂量(maximum-tolerated dose,MTD)定义为<33%的患者出现剂量限制性毒性的最高剂量;在欧洲和日本,

MTD 定义为≥33％的患者出现剂量限制性毒性的最低剂量。在美国，Ⅱ期临床试验推荐剂量为 MTD；而在欧洲和日本，Ⅱ期临床试验推荐剂量为小于 DLT 的前一个剂量。

9.9 严重不良事件、重度不良事件和致死性不良事件的区别

（1）严重不良事件：WHO 给出的定义为："与死亡、需住院诊治、延长住院时间、持久或显著性残疾或失能、威胁生命等相关联的事件。"药物临床试验质量管理规范（good clinical practice，GCP）中的定义为："临床试验过程中发生的需住院治疗、延长住院时间、伤残、影响工作能力、危及生命或死亡、导致先天畸形等事件。"

（2）重度不良事件：是指在用药过程中发生的不良事件和血液学或其他实验室检查明显异常，并且这些不良事件和血液学或其他实验室检查明显异常必须采取针对性的医疗措施（如对症治疗、调整剂量、停药和退出）才能恢复正常。例如，在某抗肿瘤药物的临床试验中，某一受试者服用药物后出现呕吐的症状，若需停用药物，并在门诊治疗，则属于重度不良事件；如呕吐不能控制，诊断为反流性食管炎，需要住院治疗，则属于 SAE。肝、肾功能报 SAE：黄疸＞10 倍；γ-谷氨酰转移酶（γ-GT）、碱性磷酸酶（AKP）、门冬氨酰氨基转移酶（ALT）和丙氨酰氨基转移酶（AST）＞20 倍；肌酐＞6 倍。血小板计数＜$2.5×10^9$/L、LVEF＜20％为Ⅳ级，应该报 SAE。怀孕不良事件的上报时间要观察到最后一次用药后 6 个月。SAE 上报时同时不要忘了填写一般 AE 表格。

（3）致死性不良事件（FAE）：是指威胁到患者生命的 SAE，如大出血、严重心肌缺血和肝衰竭和心力衰竭。

9.10 淋巴结肿大是否可以作为可测量病灶

根据 RECIST1.1 标准，短径＞15 mm 的淋巴结为可测量病灶；

10～15 mm 为不可测量淋巴结;<10 mm 时为正常淋巴结。在判定完全缓解(CR)时,采用 RECIST 1.1 标准,如基线检查,短径为 16 mm 的纵隔淋巴结,治疗后短径<10 mm 时,可以评定为淋巴结完全缓解(CR)。

9.11 PET/CT 检查是否可以用于评价疗效

(1) 经过临床实践,EORTC 制订了《^{18}F- FDG 测定判断临床和亚临床疗效的标准》,通过测定 SUV 的变化将 FDG/PET 显像的变化分为疾病代谢进展、疾病代谢稳定、部分代谢缓解、完全代谢缓解

(2) 可测量病灶完全缓解(CR):肿瘤内摄取与正常组织无异;部分缓解(PR)肿瘤 SUV 值在第 1 个周期至少降低 15%～25%,1 个周期后必须>25%;疾病进展(PD):SUV 增高>25%,新摄取病灶,可视的摄取增加。

(3) 对于不可测量病灶:CR 所有病灶消失,4 周确认;PR 摄取降低>50%,4 周确认;PD,摄取增高>25%。

9.12 DCR 和 CBR 的意义是否相同

疾病控制率为 DCR(disease control rate),CBR 为临床获益率(clinical benefit rate)。在乳腺癌中 DCR 和 CBR 定义是不同的,DCR = CR+PR+SD,而 CBR = CR+PR+SD,≥6 个月。在其他肿瘤,DCR 与 CBR 的定义一样。它的价值在于在后续的具有足够统计学效力的随机临床试验中是否能够预测药物的成功(PFS 或 OS)。目前还没有足够的证据证明它比总缓解率(ORR)有更大的价值。

9.13 药物不良事件的全面监控经验

近期的一系列国际多中心的临床试验不良事件统计报告显示,我国肿瘤患者的平均不良事件数远远低于国外肿瘤患者的不良事件

数;同时,已经发表的论著也提到发展中国家存在不良事件的漏报和误报的情况。一般来说,发达国家接受化疗的患者的平均不良事件数达到了 15 个或以上。而发展中国家,当然也包括我国,这个数字约为 5 个。我们从平时接触的正在接受治疗的一些患者来看不良事件发生率并不是那么低,那么究竟是什么原因导致我国的肿瘤患者不良事件发生率如此之低?

我们选择了在研的一项临床试验,给每位治疗的患者发放用药记录卡,要求每位患者详细记录自己在用药期间的不良事件和用药情况,卡片上也列举了一些常见的不良事件供他们参考。在患者下一周期过来用药时,我们通过患者的主诉和正在接受的治疗药物一些常见的不良事件,以及这项临床试验规定患者必须填写的用药纪录卡,逐一询问和记录患者在上一治疗期间不良事件,结果发现不良事件发生率并不低。由此,我们可以分析我国肿瘤患者不良事件发生率低原因主要有 3 方面:①我们中国的临床医务人员数量少、工作繁忙,临床医务人员忙于临床工作而没有足够的时间去询问和记录患者治疗期间的药物不良事件,因此漏掉了患者很多实际发生的药物不良事件,主要是分级为Ⅰ和Ⅱ度的轻度不良事件。②患者对药物不良事件缺乏认识和重视。我国患者文化程度参差不齐,有些家属故意对患者隐瞒病史和所接受的治疗,还有些患者对自己在治疗期间的药物不良事件的认识不够,入院时主动向医生叙述不良事件的意识不强,也没有对自己用药期间发生的不良事件很好地记录。有些患者认为可能是自己的疾病本身引起的身体不舒服,却不知是药物相关的不良事件。另外,有些患者未把治疗期间发生的轻度的或一过性的且在下次入院之前已经结束的不良事件做详细记录,在下次入院时就已经忘记了并未向医生交代。也有些医生认为与研究药物肯定无关的不良事件无须记录,但是不良事件和用药之间关系的判定有时候在临床上是非常困难的。③我国现在医疗病史不能实现全省和全国联网,无法进行医疗信息共享。有些患者在院外发生药物不良事件时(如腹泻腹痛、呕吐等)通常会选择到就近的医院就诊,经过治疗和对症处理后症状好转或消失,患者在下次来院治疗时也并未向医生如实准确地叙述。那么,针对我国医生普遍对药物不良事件数记录较少这一现状我们能否有较好地解决问题的办法呢?我们针对这一问题提出了以下解决方案,供大家分享。

(1) 我们在研的临床试验中常见的化疗方案预设至少6个常见的非血液学不良事件,这些是临床医生必须要询问的。这里我们列举一些供大家参考:①口服化疗药物卡培他滨的常见不良事件为食欲缺乏、恶心、呕吐、手足皮肤反应、疲劳、胆红素升高、皮肤色素沉着等。②内分泌治疗,如氟维斯群容易引起局部反应(痛、红、肿、硬结等)、骨痛、关节疼痛等常见不良事件。有了这些常见的预设不良事件,临床医生在患者入院时就对患者接受的治疗选择相应的预设不良事件逐一询问,并记录患者在上一治疗周期中发生的不良事件。在这些常见非血液学不良事件的基础上再加上血液学毒性不良事件,我们的患者平均药物不良事件数也可以有10个或以上,大大地缩小了与国外患者平均药物不良事件数的差距。

(2) 科研护士或经治医生在患者接受治疗之前进行宣教。

(3) 给患者发放用药日志卡片,提醒患者在用药期间随时记录自己的用药情况与不良事件,以便下次入院时医生更全面地询问和记录药物不良事件。同样在这些卡片上,也印有常见的不良事件。有了这些保障后,发现我们参与的临床试验的不良事件的数量大大增加了。医生、护士和患者都知道用了化疗后会发生什么,我们就能够早期发现不良事件和严重不良事件。另外,我们又制订了一系列的预案来处理不良事件。这样,我们接受化疗的患者,受的痛苦少了,生活质量也显著地改善了。

9.14　脑转移病灶的疗效评价标准

脑转移病灶的疗效评价标准如表9-1所示。

表 9-1 脑转移病灶的疗效评价标准

评价标准	影像学检查	靶病灶	颅内靶病灶个数	测量方法	PR	疗效评价确认	PD	PD时要求的最小变化	类固醇应用	神经系统症状
RECIST 1.1	CT 或 MRI	LD≥10 mm	≤2	最长径	≥30%	在以疗效为主要研究终点的非随机临床试验中需要确认疗效	≥20% 或发现新病灶	≥5 mm	未规定	未规定
Macdonald 等	CT 或 MRI	未规定	未定义	最大垂直径乘积之和	≥50%	4 周后确认	≥25% 或发现新病灶	未规定	有效:稳定或↓;进展:未规定,但提示该患者需要尽早评估	有效:稳定或改善;进展:明显恶化
WHO	未规定	未规定	所有病灶	最大垂直径乘积之和	≥50%	4 周后确认	靶病灶总和增大≥25% 或单个靶病灶增大≥25% 或发现新病灶	未规定	未规定	未规定

续 表

评价标准	影像学检查	靶病灶	颅内靶病灶个数	测量方法	PR	疗效评价确认	PD	PD时要求的最小变化	类固醇应用	神经系统症状
RANO	CT或MRI	两垂直直径≥10 mm	2~5	最大垂直径乘积之和	≥50%	4周后确认	≥25%或发现新病灶	非靶病灶：>5 mm；或在相同剂量或较低剂量的皮质类固醇的情况下，非强化病灶明显增大；或最垂直径乘积之和≥25%；	有效：稳定或进展：↓；未规定	有效：稳定或改善；进展：明显恶化

注：LD: longest diameter，最长径；RECIST = response evaluation criteria in solid tumours，实体肿瘤反应评估标准；RANO = response assessment in neuro-oncology，神经肿瘤学反应评估。RECIST 1.1 多用于实体瘤中的颅外病灶疗效评价；Macdonald 多用于神经系统肿瘤的临床试验，但也有部分临床试验将其用在脑转移临床试验中的疗效评价；RANO 评估标准多用于高级别脑胶质瘤患者。在脑转移患者并未见报道。因此，现在并没有明确地用于脑转移病灶的疗效评估标准。

临床具体实践

【实践1】 非淋巴结病灶完全缓解（CR）

NQM，女性，53 岁。诊断：右乳腺癌术后肺转移。

2012.05.23 行右侧乳腺癌改良根治术，术后病理检查示：肿块大小为 3.0 cm×2.5 cm×2.0 cm，浸润性导管癌，Ⅱ～Ⅲ级，右腋下淋巴结 12/17；右锁骨下淋巴结 1/2；脉管内癌栓＋；ER－，PR－，HER2＋，Ki-67＋30％，HER FISH：阴性。术后行 CEF(CTX＋EPI＋5-FU)化疗 1 个周期，因毒副反应不能耐受停止化疗。2012.11.16 胸部 CT 检查示：两肺内多发结节，考虑转移。2012.11.14 行 GT 方案（吉西他滨＋紫杉醇）治疗 8 个周期。第 2、第 4 周期后疗效评价为部分缓解(PR)。第 6、第 8 周期后双肺病灶完全消退，疗效评价为完全缓解(CR)。

查房问题：根据 RECIST 1.1 标准，如何判断非淋巴结病灶完全缓解(CR)？

根据 RECIST 1.1 标准，所有靶病灶及非靶病灶均消失（淋巴结病灶除外）且肿瘤标志物水平正常化，可判定为完全缓解(CR)。

【实践2】 淋巴结病灶完全缓解（CR）

SFL，女性，36 岁。诊断：右乳腺癌术后胸壁复发，淋巴结转移。

2011.11.15 行右乳腺癌根治术，术后病理检查示右乳导管原位癌伴浸润，脉管内见癌细胞，乳头基底未见癌转移，右腋窝淋巴结见癌转移，ER－，PR－，HER2－，术后 2011.12 至 2012.04 以紫杉醇＋表柔比星化疗 6 次，未予放疗。2012.08.21

复查胸部 CT 示患者右胸壁增厚,外院活检后确诊为胸壁复发。2012.08.30 起本院门诊行放射治疗,DT:62 Gy/31 Fx,同期予紫杉醇 80 mg 每周 1 次×4 周化疗。2012.10.18 B 超检查示:左侧腋下淋巴结,2012.11.06 穿刺证实为转移性腺癌。2012.11.14 开始 GP 方案(吉西他滨＋顺铂)化疗 8 个周期。第 2、第 4 周期后疗效评价为部分缓解(PR),第 6、第 8 周期后疗效评价为完全缓解(CR)。

查房问题: 根据 RECIST 1.1 标准如何判断淋巴结病灶完全缓解?

短径＞15 mm 的淋巴结为可测量病灶;短径 10～15 mm 的淋巴结为不可测量病灶;短径＜10 mm 时为正常淋巴结。根据 RECIST 1.1 的标准,治疗后淋巴结短径＜10 mm 时,可评定为淋巴结完全缓解。

10

支持和对症治疗

10.1　护肝药物有哪些分类

分类包括：①降酶作用，如联苯双酯、甘草酸、水飞蓟宾等；②利胆退黄作用，如腺苷蛋氨酸、熊去氧胆酸、苦参素等；③改善微循环作用，如前列地尔、血栓通等；④改善肝细胞代谢作用，如还原性谷胱甘肽、多烯磷脂酰胆碱、维生素等；⑤促进肝细胞再生作用，如肝细胞生长素、复方氨基酸注射液(3AA)；⑥抗肝纤维化作用。

10.2　何谓癌痛

疼痛的定义为：一种令人不快的感觉和情绪上的感受，伴有实际存在或潜在的组织损伤。癌痛包括肿瘤引起的疼痛、肿瘤治疗引起的疼痛、与癌症相关的疼痛及与癌症不相关的疼痛。简而言之，癌症患者的疼痛即为癌痛。

10.3　药物治疗癌痛有何原则

WHO 规定使用止痛药物治疗癌痛的原则包括：①口服给药；②按阶梯给药；③按时给药；④个体化给药；⑤注意具体细节。

10.4　如何按三阶梯给药

止痛药的选择应根据疼痛程度由轻到重按顺序选择不同止痛强

度的止痛药物。第 1 阶梯是使用非甾体类抗炎药治疗轻度疼痛。当
一阶梯药物无法控制的时候,予以二阶梯或三阶梯药物。目前,已经
弱化二阶梯药物,直接给予三阶梯药物止痛,使用强阿片类药物,代
表药物是吗啡、羟考酮、芬太尼等。

10.5 强阿片类药物有哪些常见不良反应

包括:便秘、恶心呕吐、镇静、嗜睡、尿潴留、呼吸抑制等。

10.6 麻醉性镇痛药物急性中毒的解救方法

症状:主要为昏迷、呼吸深度抑制(频率 2~4 次/分),瞳孔极度
缩小呈针尖样。

纳洛酮皮下、肌内、静脉注射,每次 0.4~0.8 mg,针剂 0.4 mg/ml;
0.4 mg + NS 10 ml 静脉推注;0.4 mg + 5% GS 250 ml 静脉滴注。
1~2 min 即可解除呼吸抑制及其他中毒症状,可使患者从昏迷状态
迅速恢复。纳洛酮可以解救洛哌丁胺过量,但是其半衰期仅 1~3 h,
故应持续给药。

10.7 大剂量顺铂的水化方案

(1) 长期医嘱:NS 500 ml + 10% KCl 15 ml, 静脉滴注, 每天
1 次×3 d;5% GNS 500 ml + 10% KCl 15 ml,静脉滴注,每天 1 次×
3 d;林格液 500 ml,静脉滴注,每天 1 次×3 d;5% GS 500 ml + 门
冬氨酸钾镁 10~20 ml,静脉滴注,每天 1 次×3 d;记 24 h 尿量每天 1
次×3 d。

(2) 临时医嘱:NS 500 ml + 顺铂 75 mg/m^2,静脉滴注,d1。

(3) 注意事项:

1) 水化天数:3 d。

2) 水化评估:时间点,每 12 h,目标尿量一般 3~4 L/24 h。
<2.5 L/24 h (<100 ml/h)为不足,建议多喝水或增加补液;体重增

加超过 2 kg 为过多,建议加用呋塞米(速尿)和甘露醇[见本部分第 7 条]。建议水化结束后查肝肾功能和电解质。

3) 补液量:①根据文献报道,一般顺铂前后静脉补液量总共至少 2 L,通常在顺铂前后各 1 L(不包括顺铂本身 500 ml,但包括其他补液)。有研究建议患者在顺铂化疗前 1 天口服 2 L 溶液。②根据文献报道,水化在顺铂前 1~12 h 开始,至少 1 h,平均 4 h。③一般使用 5% GS,NS 等。

4) 补钾量:根据文献报道,一般氯化钾量是 20~30 mmol/L,以 2 L 补液量为例,相当于 3~4.5 g。有的研究是在用顺铂前后均补钾,有些是只在用顺铂后补钾。

5) 补镁量:根据文献报道,一般在顺铂后补充,补充量差异较大。建议每疗程补充 40~80 mmol,相当于每疗程补充硫酸镁 4.8~9.6 g;每疗程补充氯化镁补充 2.4~4.8 g。有研究每天补硫酸镁 10 mmol/L(1.2 g)加入 1 000 ml 生理盐水或硫酸镁 2~2.5 g(16~20 mmol/L)加入 1 000 ml 0.9%盐水。有项研究结果显示,在应用顺铂前补充 8 mmol 镁就可减轻肾毒性。

6) 混合电解质溶液:目前,临床上常用的混合电解质溶液成分如下。

新海能(混合电解质注射液):500 毫升/瓶,电解质含量:氯化钠 0.730 g,乙酸钠 0.410 g;氯化钙 0.185 g;氯化镁 0.255 g;磷酸氢二钾 0.870 g;硫酸锌 0.700 mg。

乐加(钠钾镁钙葡萄糖注射液):500 ml/袋,电解质含量:氯化钠 3.186 g,醋酸钠 1.026 g,枸橼酸钠 0.299 g;氯化钾 0.15 g;氯化镁 0.102 g;葡萄糖酸钙 0.336 g。

门冬氨酸钾镁注射液:10 ml/支,电解质含量:钾应为 0.106~0.122 g(相当于氯化钾 0.204~0.235 g);镁应为 0.039~0.045 g(相当于氯化镁 0.098~0.113 g)。

7) 利尿剂:目前存在争议。有些研究报道目前没有明确证据表明需要使用利尿剂,除非当体内液体负荷过大时需使用呋塞米。患者水化前后体重增加>2 kg,建议呋塞米 20 mg 口服或 10% 甘露醇 100 ml,而且呋塞米可能适合那些因水化有心脏衰竭倾向的患者;或应用顺铂前尿量达不到 100 ml/h 可加用呋塞米或甘露醇。在使用甘露醇的研究中,有的是在应用顺铂前后均使用甘露醇,具体为:20% 甘露醇 200 ml 或 10% 400 ml 在应用顺铂前后各半;也有只在应用顺铂前使用,具体为:20% 甘露醇 200～300 ml 或 10% 200 ml 或 400 ml。既往有糖尿病病史者,可在 GS,GNS 中加适量胰岛素或换成 NS。

8) 林格液:为复方氯化钠溶液,其中含少量钾离子和钙离子。

10.8　打嗝(顽固性呃逆)的治疗

给予东莨菪碱(654-2)10 mg 肌内注射,12 h 1 次,哌甲酯(利他灵)20 mg,肌注 12 h 1 次。

有高血压及癫痫或抽搐倾向者禁用哌甲酯,有心动过速及青光眼者慎用东莨菪碱。

10.9　晚期患者为何会出现精神错乱症状

这种表现叫做谵妄,是一种意识混乱的表现,往往出现在患者临终前。仅有少部分可以治疗恢复,大部分属于终末期谵妄。它可以由颅内肿瘤、代谢和电解质紊乱、各种药物、放疗、缺氧、感染、营养不良、脏器衰竭等造成。临床上谵妄可分为狂躁型和静态型。

10.10　如何更好地控制肿瘤疼痛

(1) 对于疼痛≥7 分的患者必须进行滴定。在滴定前必须明确该患者是否为未使用阿片类药物的患者(包括并非每日长期使用阿片类药物的患者)或者为阿片类耐受的患者(定义为已经按时服用阿片类药物至少 1 周以上,且每日总量至少为口服吗啡 50 mg、羟考酮 30 mg、氢吗啡酮 8 mg、羟吗啡酮 25 mg 或其他等效药物)。

（2）对于未使用阿片类药物的患者,首先给予 5～15 mg 短效吗啡口服,每 60 min 重复评估,疼痛评分≥7 分时,剂量增加 50%～100% 后再次给药;如果评分降至 4～6 分,则相同剂量给药;如果评分降至 3 分及以下则按照当前剂量按需给药;如果使用吗啡静脉滴注进行滴定,则起始剂量为 2～5 mg,且重复评估时间为 15 min;皮下注射起始剂量为 2～5 mg,但重复评估时间为 30 min,滴定应持续 24 h, 24 h 后将滴定剂量转换为缓释剂型给药。

（3）对于阿片类耐受的患者进行滴定,起始剂量为前 24 h 口服吗啡总量的 10%～20%,其余步骤相同。如果使用吗啡注射液静脉或者皮下注射,则须先将前 24 h 总量转换成为等效静脉剂量,起始剂量仍按照总量的 10%～20%。

不同阿片类止痛药物间的剂量换算如表 10-1 所示。

表 10-1　不同阿片类止痛药物间的剂量换算表

药　物	给药途径	剂　量			
羟考酮	口服(mg/d)	30	60	90	120
吗啡	静脉/皮下(mg/d)	20	40	60	80
	口服(mg/d)	60	120	180	240
芬太尼透皮贴	外用(μg/h)	25	50	75	100
可待因	静脉/皮下(mg/d)	130	260	390	520
	口服(mg/d)	200	400	600	800
氢吗啡酮	静脉/皮下(mg/d)	1.5	3.0	4.5	6.0
	口服(mg/d)	7.5	15.0	22.5	30.0

10.11　药物性肝脏损伤的概念

临床上引起药物性肝脏损伤(drug-induced liver injury, DILI)的最常见药物为非甾体类消炎药;除了常见化疗药物可以引起肝脏损伤外,内分泌药物及靶向药物同样可以引起致死性肝脏损伤,需引起重视。DILI 分为急性和慢性,多为急性,少数为慢性,时间以 3 个月为界。急性药物性肝脏损伤分为:肝细胞损伤型(血清 ALT≥2 倍 ULN,ALP 正常或同期检测 ALT/ALP>5);淤胆型(血清 ALP≥2 倍 ULN,ALT 正常或 ALT/ALP<2);混合型(临床及生化指标介于肝细胞损伤型与淤胆型间,ALT/ALP 在 2~5)。DILI 诊断无"金标准",药物治疗停止后肝脏异常消失,2~3 周后转氨酶开始逐步下降,常在 1~2 个月内可完全恢复,恢复后转氨酶就不会再次升高。如果停药后临床表现在几天内消失,而转氨酶在 1 周内下降超过 50%以上,则对诊断非常有意义。但是胆汁淤积恢复较慢,通常需要 6 个月左右。DILI 排除标准如下:①不符合 DILI 诊断的时间顺序:肝细胞型患者停药后>15 d、淤胆型或混合型停药后>30 d 才发现肝损。②停药后肝功能异常升高的指标不能快速恢复:其中肝细胞型血清 ALT 峰值在 30 d 内下降<50%,淤胆型或混合型血清 ALP 或 TB 峰值 180 d 内下降<50%。③发现其他有可能导致肝损原因的临床依据。如果具备第 3 项,且有前 2 项中的任何一项均可排除 DILI 诊断。

10.12　干呕是否可以算作呕吐

呕吐发作定义为呕吐 1 次或连续数次呕吐,缓解时间不超过 1 min,或持续时间≤5 min 的数次干呕,或持续时间≤5 min 的数次干呕伴缓解时间未超过 1 min 的数次呕吐。

(1)干呕(vomiturition):指患者有呕吐的声音、动作,但有声而无物吐出,或仅有涎沫而无食物吐出。进行不良反应分级时应划归为"呕吐"。

(2)急性呕吐(acute emesis):化疗后 24 h 之内发生。

(3)延迟性呕吐(delayed emesis):化疗 24 h 之后发生,可持续数天。

(4)预期性呕吐(anticipatory emesis):在前一次化疗时经历了

难以控制的恶心呕吐之后,在下一次化疗开始之前即发生的恶心呕吐是一种条件反射,主要是由于精神、心理因素等引起的。

(5) 爆发性呕吐(breakthrough emesis):是指即使进行了预防处理但仍出现的呕吐,需要进行"解救性治疗"。

(6) 难治性呕吐(refractory emesis):在以往的化疗周期中使用预防性和(或)解救性止吐治疗失败,而在接下来的化疗周期中仍然出现呕吐。

(7) 呕吐全面控制(overall total control):化疗后 0~120 h 内无呕吐、无解救性止吐治疗、无恶心。

(8) 呕吐全面防护(overall complete protection):化疗后 0~120 h内无呕吐、未行解救性止吐治疗,可以有轻微恶心。

(9) 呕吐完全缓解(overall complete response):化疗后 0~120 h 内无呕吐、未行解救性止吐治疗。

呕吐的治疗:对于高度致吐性(呕吐率>90%)的化疗方案,推荐在化疗前采用三药联合方案,包括单剂量 5 - HT_3 受体拮抗剂、地塞米松和神经激肽 1(NK - 1)受体拮抗剂(或异丙嗪),且需要保证在化疗前至少 0.5 h 使用;使用 1 d 化疗方案时止吐药应使用 3 d。多日化疗所致恶心及呕吐的预防:5 - HT_3 受体拮抗剂联合地塞米松是标准治疗,建议化疗期间每日使用第 1 代 5 - HT_3 受体拮抗剂(或隔日使用帕洛诺司琼),地塞米松连续使用至化疗结束后 2~3 d。对于延迟性呕吐,地塞米松 + 阿瑞匹坦或甲氧氯普胺疗效无差异。预防失败后的解救性治疗:基本原则是酌情给予不同类型的止吐药。可供选择的药物除 5 - HT_3 受体拮抗剂外,还包括奥氮平、劳拉西泮或阿普唑仑、异丙嗪等。

10.13 阿瑞匹坦和华法林同时使用时的注意事项有哪些

阿瑞匹坦是 CYP2C9 的诱导剂,会降低华法林的血药浓度。在接受长期华法林治疗的患者中,在每个化疗周期的为期 3 d 的阿瑞匹坦治疗后,必须在 2 周时间内对凝血酶原时间(INR)进行密切监测,尤其是在 7～10 d 内。另外,阿瑞匹坦和地塞米松一起使用时,地塞米松应该减量(静脉减量 25%,口服减量 50%)。

10.14　与拉帕替尼相关的腹泻应如何处理

拉帕替尼引起的腹泻一般是一过性的,在无明显感染的情况下,拉帕替尼引起的腹泻 1～2 级者服用复方地芬诺酯(苯乙哌啶)和洛哌丁胺有效,用法同伊立替康引起的腹泻;3～4 级腹泻须住院治疗和静脉补液,如伴腹泻持续超过 24 h、发热或 3～4 级中性粒细胞减少,可以预防性应用抗生素。若不能在 24 h 内控制症状,可加用其他抗腹泻治疗如奥曲肽。如 1～2 级腹泻伴有以下情况:重度痉挛、重度恶心或呕吐、体力状态降低、发热、败血症、3～4 级中性粒细胞计数减少、大量出血或脱水等者,处理同 3～4 级腹泻。洛哌丁胺具体用法为:出现腹泻时首次口服 4 mg,之后每 2 h 服用 2 mg,持续至末次稀便结束后 12 h,中途不得改剂量。本药有导致麻痹性肠梗阻的危险,故所有患者以此剂量用药一方面不得少于 12 h,但也不得连续用药超过 48 h。不推荐预防性使用洛哌丁胺。

10.15　什么是急性胆碱能综合征

(1)急性胆碱能综合征(acute cholinergic syndrome):主要见于伊立替康使用后,主要表现为早发性腹泻(24 h 内)、腹痛、结膜炎、鼻炎、低血压、血管舒张、出汗寒战、头晕、视力障碍、瞳孔缩小、流泪流涎。紫杉类药物也可引起急性胆碱能综合征。

(2)急性胆碱能综合征的预防及处理:①化疗前给予阿托品 0.5 mg 皮下注射。②一旦出现第 1 次稀便,患者需开始饮用大量含电解质的饮料,并马上开始适当的抗腹泻治疗。措施为:若稀便在用药 24 h 内出现,则予阿托品 0.25 mg 皮下注射;若稀便在出现在用药 24 h 后,则予洛哌丁胺治疗。具体用法见“腹泻”。

高剂量的洛哌丁胺(易蒙停)首次使用 4 mg,然后每小时 2 mg,持续到最后一次稀便结束后 12 h,中途不得改剂量。本药有导致麻痹性肠梗阻的危险,故所有患者以此剂量用药一方面不得少于 12 h,但也不得连续用药超过 48 h。

10.16　什么是骨相关事件

骨相关事件包括病理性骨折、脊髓压迫、因骨痛或预防病理性骨折或脊髓压迫而行的骨放疗、骨手术及高钙血症。中国肿瘤患者高钙血症的发生率低,但使用双膦酸盐的有 1/4～1/3 的患者发生低钙血症。低钙血症者:葡萄糖酸钙,20 ml 静脉滴注,或静脉注射 10％葡萄糖酸钙 10 毫升/次,1 天 1～3 次,并补充白蛋白。

10.17　如何正确解读肝功能报告中的各项肝功能指标

(1) 反映肝脏分泌和排泄功能:碱性磷酸酶(AKP)和直接胆红素。

(2) 反映肝细胞损害:ALT(GPT)和 AST(GOT)。

(3) 反映肝功能合成储备功能:白蛋白、前白蛋白、免疫球蛋白G、凝血酶原时间(PT)。

(4) 如胆红素高,一定要鉴别是肿瘤转移引起的,还是胆总管受到压迫引起的,因为后者可以通过局部治疗得到缓解。

10.18　什么是急性肿瘤溶解综合征

肿瘤溶解综合征(tumor lysis syndrome,TLS)是指由于肿瘤细胞溶解破坏后短期大量释放钾、磷和嘌呤等代谢产物入血所引起的一种致命的并发症,最常发生 TLS 的组织学类型为淋巴母细胞淋巴瘤及 Burkitt 淋巴瘤。

10.19　癌症相关的乏力(CRF)

　　癌症相关的乏力(cancer related fatigue,CRF)是指身体对抗过度负荷及其造成的组织损伤的一种反应,在接受治疗患者的发生率为75%～100%。在接受化疗的癌症患者中,严重贫血和疲劳有联系。贫血不是晚期癌症患者乏力的主要原因,但是在癌症康复者(cancer survivor)中起到重要作用。它是临床常见为综合征:乏力、疼痛、苦恼和睡眠障碍等。接受放疗的患者,第5周左右达到高峰。治疗手段分为两种:非药物干预:运动和社会心理干预。应该鼓励患者参加中等强度的体力活动,包括有氧和抵抗运动,从低强度开始,循序渐进。药物干预:用红细胞生成素(EPO)纠正贫血,用睾酮治疗肌肉消耗。但是,近年来的证据提示红细胞生成素可能会促进EPO受体阳性的肿瘤细胞的生长和转移,因此应该严格遵循肿瘤相关性贫血临床实践指南使用这类药物。

临床具体实践

【实践1】 药物性肝脏损伤

　　LLX,女性,50岁。诊断:左乳腺癌术后肝、骨转移。

　　患者2011.05.31外院行左乳癌根治术,术后病理检查示:浸润性导管癌,Ⅱ级,淋巴结7/7,ER+++,PR少+,HER2-,Ki-67+(20%～40%)。术后多西他赛+表阿霉素化疗4个周期。2011.11.01腹部B超检查:肝内多发实质性包块,提示肝转移。给予多西他赛+表柔比星+氟尿嘧啶化疗1个周期。2011.12.08开始口服卡培他滨,6个周期后疾病进展。2012.09.26开始口服苹果酸法米替尼(一种新的抗VEGFR2的抑制剂)治疗6个周期,治疗中出现Ⅰ°转氨酶升高,Ⅰ°胆红素升高,Ⅲ°碱性磷酸酶升高,最佳疗效部分缓解。治疗4个周期后腹部

MRI 检查提示肝损伤,具体描述为:①肝脏体积皱缩;②在 T_2WI 上肝转移灶周围可见不规则片絮状高信号影,肝脾包膜增厚,伴包膜下积液;③腹腔内积液,肝脏前缘网膜包裹;④增强后呈环形强化伴周围低信号晕征(见插图 10-1~10-3)。

查房问题:药物性肝脏损伤的典型 MRI 表现是什么?

药物性肝损伤的 MRI 表现缺乏特异性,目前尚无"金标准",但有研究认为,肝脏 MRI 检查可以早期发现由肝细胞变性引起的 T_2WI 肝实质信号增强,以及门脉周围水肿,对肝损伤有高度敏感性。此外,肝脏 MRI 检查可以较早期地诊断肝硬化,有助于了解急性药物性肝损伤的进程。

【实践 2】 毛细血管渗漏综合征

SYF,女性,41 岁。诊断:左乳腺癌术后肺转移。

2010.01.15 行左乳腺癌标准根治术,术后病理检查:左乳化生性癌(浸润性导管癌伴有广泛鳞状上皮分化,腺鳞癌),肿块大小分别为 5.2 cm×2.5 cm×2.5 cm 及 0.7 cm×0.5 cm×0.3 cm,腋下淋巴结 16/20。另送腋上组淋巴结 3/3。淋巴管内癌浸润+,ER-,PR-,HER2-。术后行 NE(长春瑞滨+表柔比星)×4 个疗程,序贯多西他赛×4 个疗程化疗;左侧胸壁+内乳区+锁骨上区放疗。2011.12.05 行胸部 CT 检查示:双肺多发转移。行 XP 方案(卡培他滨+顺铂)化疗 6 个疗程,最佳疗效疾病稳定(SD),之后卡培他滨维持。后外院使用 FEC、TC 方案。2014 年 02.12 应用艾日布林 2.19 mg 静脉推注。注射后不良事件:02.13 15:00 发热,体温 39℃,后突发意识不清,呼之不应,约 1 min 神志转清。心电监护检查显示:窦性心律、106 次/min、律齐。查体:神清,精神差,对答切题,左肺呼吸音消失,右肺呼吸音清,未闻及明显干、湿啰音。腹平软,肝脾肋下未及。

17:30 突然出现烦躁、畏寒、出汗,无肢体抽搐,无大小便失禁,无意识丧失。查体:BP 78/38 mmHg、HR 146 次/分,房颤律。实验室检查示:C 反应蛋白(CRP)稍高、两次测降钙素原阴性、血培养阴性、心肌钙蛋白 T(cTnT)正常,脑钠肽前体(pro - BNP)轻度增高。予以积极对症支持治疗后血压、心律恢复。患者后续情况:①肝功能进行性恶化:ALS、ALT 进行性增高(> 1 000 U/L);②白蛋白下降较迅速;③持续低氧血症;④床旁 B 超检查提示:大量腹水和左侧胸腔积液;诊断考虑毛细血管渗漏综合征。2014.02.18 19:00 呼吸心跳停止。

查房问题 1:毛细血管渗漏综合征的诊断标准是什么?

毛细血管渗漏综合征(capillary leak syndrome,CLS)的诊断标准如下。

(1) 主要标准:体温≥38.3℃,而无病原学感染依据;皮疹> 25%体表面积,排除药物因素引起;非心源性肺水肿,表现为弥漫性肺部浸润和低氧血症。

(2) 次要标准:肝功能异常,总胆红素≥34.2 μmol/L(2 mg/dl),或者转氨酶≥2 倍正常值;肾功能不全,血清肌酐≥2 倍基准水平;体重增加≥原体重的 25%;不能用其他原因解释的一过性脑病。

96 h 内符合 3 条主要诊断标准或者符合 2 条主要诊断标准及 1 条次要诊断标准者即可诊断为毛细血管渗漏综合征。据我们所掌握的资料,这是全球报道的第 1 例艾日布林引起的毛细血管渗漏综合征。

查房问题 2:临床上的 AE 判定经验是怎样的?

临床上如果同时遇到多个 AE,而且这些 AE 是有相互关联的,或能够用因果关系来解释的,应该判定为 1 个 AE。

【实践3】 肿瘤合并血栓的诊治

LWB,男性,34 岁。诊断:右睾丸精原细胞瘤术后Ⅲ期。

2011.01.06 行 B 超检查示右侧阴囊内未见明显正常睾丸及附睾回声,右侧阴囊肿大,阴囊内不均质团块,恶性肿瘤不除外,左侧睾丸及附睾未见明显异常,后腹膜实质性占位。2011.01.10 行右侧睾丸癌根治术,术后病理检查:右睾丸精原细胞瘤,精索切缘未见肿瘤累及,脉管内未见瘤栓。2011.01.31 行 PET/CT 检查示腹膜后及髂血管旁淋巴结转移。2011.02.13 开始予博来霉素＋依托泊苷＋顺铂化疗,共 6 周期,最佳疗效部分缓解。2011.02.21 患者第 1 周期化疗后出现左下肢肿胀,症状进行性加重,伴行走困难,无下肢疼痛等,2011.02.22 B 超检查示:左侧髂外静脉扩张伴管腔实质回声(血栓形成可能)。予以低分子肝素钠(低分子量吉派林)、华法林抗凝,地奥司明(爱脉朗)消肿治疗,左下肢肿胀明显消退,后继续口服华法林(见插图 10-4～10-6)。

查房问题 1: 恶性肿瘤患者合并血栓该如何治疗? 如何与癌栓鉴别?

血栓的主要治疗包括抗凝和溶栓。深静脉血栓和肺栓塞一旦确诊,即行抗凝治疗。抗凝药物:①普通肝素,起始剂量为 80～100 U/kg 静脉推注,之后以 10～20 U/(kg·h)静脉泵入,每 4～6 h 1 次,尽快使激活部位凝血活酶时间(APTT)达到正常对照值的 1.5～2.5 倍;②低分子肝素,每次 100 U/kg,每 12 小时 1 次。③维生素 K 拮抗剂(如华法林)治疗,首日常与低分子肝素或普通肝素联合使用,建议剂量 2.5～6.0 mg/d, 2～3 d 后开始测定国际标准化比率(INR),当 INR 稳定在 2.0～3.0 并持续 24 h 后停用低分子肝素或普通肝素,继续华法林治疗。关于抗凝的疗程:继发于一过性危险因素(如外科手术)的首次深部静脉血栓形成(DVT)患者,行 3 个月的抗凝治疗;

危险因素不明者 1~2 年的抗凝治疗较 3~6 个月的抗凝治疗可以降低静脉血栓栓塞(VTE)的复发率,但是出血风险增加,需考虑其利弊后再决定;伴有肿瘤的首次 DVT 患者,应用低分子肝素 3~6 个月后,长期口服维生素 K 拮抗剂治疗;对于具有血栓形成的原发性危险因素或反复发病的 DVT 患者,长期抗凝治疗有益。溶栓治疗包括药物溶栓,如尿激酶(UK)、导管接触性溶栓和系统溶栓。肿瘤患者一般不进行溶栓治疗。此外,还有手术取栓、下腔静脉滤器置入术等。

查房问题 2:血栓和癌栓的如何鉴别?

癌栓和血栓均能引起血栓栓塞的风险,但两者处理的原则完全不一样,因此需要进行鉴别诊断。三维血管能量成像显示癌栓内血流丰富,显示条状多分支或网状结构。三维血管能量成像显示门静脉血栓内无血流信号。

查房问题 3:恶性肿瘤患者该如何预防血栓形成?

恶性肿瘤患者易出现高凝状态,因此,对确诊为恶性肿瘤或怀疑为恶性肿瘤的成年住院患者,应给予普通肝素、低分子肝素、戊聚糖钠这 3 种药物之一来预防血栓形成。对需行外科治疗的肿瘤患者,在围术期可用肝素类抗凝药物降低血栓发生率。物理预防包括加压弹力袜和间歇气压治疗。

查房问题 4:后续随访应如何进行?

该患者一边抗凝,一边化疗,顺利完成了 6 个周期的 BEP 方案化疗。其后的随访显示血栓已经机化吸收,没有任何肿瘤复发的证据。

【实践 4】 肺栓塞患者的化疗

SLZ,女性,60 岁。诊断:①左乳腺癌术后($pT_1N_2M_0$ ⅢA 期);②肺动脉栓塞治疗后;③左下肢浅静脉血栓形成。

2013.08.24 行左乳癌改良根治术,术后病理检查:(左)乳腺浸润性导管癌,Ⅲ级,脉管内见癌栓,乳头、皮肤、基底及周围象限乳腺组织未见癌侵犯。左腋下淋巴结 7/31。肿瘤细胞 ER + (80%,中等)、PR + (60%,中等)、HER2 + + ,HER2 FISH 阳性、Ki - 67 + 约 40%。患者于 2013.08.26(术后第 3 天)出现左小腿胀痛,同时突然出现胸闷及气急,血氧饱和度下降,肺动脉血管造影示:右下肺动脉栓塞,左乳术后改变,肝左外叶囊肿。血管彩超检查示:左下肢腘静脉、胫后静脉及腓静脉血栓形成。给予低分子肝素及口服华法林治疗,症状改善后华法林维持治疗。2013.09.20 发现左眼结膜出血和牙龈少量出血。2013.09.25 放置下腔静脉滤器治疗,并予华法林抗凝治疗。2013.9.29 开始予表柔比星 + 环磷酰胺化疗 4 个周期,多西他赛 + 曲妥珠单抗化疗 4 个周期,后继续予以曲妥珠单抗治疗。2014.04.21 开始口服阿那曲唑内分泌治疗。

查房问题 1: 在治疗血栓过程中该如何调整华法林的剂量?

低标准强度治疗(INR 1.5~1.9)效果有限,而且不能减少出血的发生率。高标准强度治疗(INR 3.1~4.0)并不能提供更好的抗血栓治疗效果,相反出血的风险增加。使用维生素 K 拮抗剂,治疗过程中应使 INR 维持在 2.0~3.0,需定期监测。华法林的一次剂量调整为 1/4 粒(2.5 mg/粒)加减。

查房问题 2: 对于术后合并下肢静脉血栓的患者如何预防再次发生肺栓塞?

机械的预防方法包括序贯加压袜(graduated compression stockings,GCS)、间歇充气压缩泵(intermitrent pneumatic compression,IPC)和静脉足泵(venons foot pumps,VFPs)等。药物预防的方法包括低剂量肝素(low-dose unfractionnted heparin,LDUH)、剂量调节皮下注射肝素(adjusted-dose subcutaneous heparin)、低分子肝素(low

molacular weigh theparins，LMWH)、口服抗凝剂华法林、新型的抗
凝药物合成戊糖(fondaparinux)和抗血小板因子(antiplatelet
agents)等。

查房问题3：肺栓塞的诊断及治疗原则是什么?

(1)临床表现:90%患者可单独或同时出现呼吸困难、胸痛及晕
厥,还可出现休克及低血压。心电图 V_{1-4} 导联 T 波倒置,V1 导联
QR 波形、经典的 $S_1 Q_{\text{III}} T_{\text{III}}$、完全性及不完全性的右束支传导阻
滞等。

(2)辅助检查:D-二聚体阴性提示发生肺栓塞(PE)可能性很
小,但其阳性预测价值低。加压超声、CT 静脉造影、超声心动图、肺
通气-灌注显像(V/Q)是诊断 PE 的"金标准"。

(3)治疗:

1)支持治疗,对于呼吸循环的支持。

2)溶栓,肺栓塞发作的 48 h 内溶栓获益最大,但症状持续 6～
14 d 内溶栓仍有效;溶栓的绝对禁忌证与心肌梗死患者相同。溶栓
为高危患者的一线治疗方案,中危患者充分考虑出血风险权衡利弊
后可选择性使用,低危患者不推荐。肿瘤患者一般不进行溶栓治疗。

3)肺动脉取栓术:对于高危患者具有溶栓禁忌或溶栓失败,可
选择肺动脉取栓术。

4)经皮导管取栓术及碎栓术:溶栓禁忌、溶栓失败或外科手术
不能立即实施时可选择经皮导管取栓术及碎栓术。

5)抗凝治疗:维生素 K 受体拮抗剂(VKA)加上肝素。

6)置入静脉滤器:不推荐普通静脉血栓栓塞(VTE)患者使用,
但抗凝治疗禁忌或 VTE 复发率极高时可使用;妊娠妇女在分娩前几
周出现大面积栓塞史亦可使用。抗凝治疗后应立即移除滤器。

查房问题4：后续随访应如何进行?

该患者肺栓塞症状重,因此置入静脉滤器。一边抗凝,一边化

疗,顺利完成了4个周期的EC和4个周期TH方案化疗。其后的随访显示没有任何肿瘤复发的证据。

【实践5】 膜性肾病患者的化疗

SSY,女性,41岁。诊断:①左乳腺癌术后(pT1N0M0,Ⅰ A期);②膜性肾病。

患者2014.08.04行左乳腺癌改良根治术,术后病理检查示:浸润性导管癌Ⅲ级,肿块大小1.5 cm×1.2 cm×1 cm,脉管癌栓(-),左腋下淋巴结0/18,免疫组化检查示:ER+(80%,中等);PR+(90%,强);HER2+++;Ki-67+2%;HER2 FISH阳性。2013.07因双下肢水肿,行肾穿证实膜性肾病(IgG++),予他克莫司、泼尼松及止痛降脂处理。2014.09.04尿蛋白定量示2 413 mg/24 h,2014.09.06予表柔比星+环磷酰胺化疗,并于化疗期间停用他克莫司、泼尼松龙。

查房问题1: 合并膜性肾病的乳腺癌患者在行辅助化疗的过程中应注意哪些问题?

(1)该患者为Luminal B型乳腺癌,HER2阳性,复发风险为中危。拟定的术后辅助化疗方案为:EC×4周期序贯TH×4周期,后续曲妥珠单抗用满1年。

(2)拟行的辅助化疗药物表柔比星、环磷酰胺、多西他赛及曲妥珠单抗均无明确的肾脏毒性,在患者化疗期间注意监测肝肾功能,在肾功能正常的情况下,化疗药物不需要减量。

(3)化疗期间注意监测患者的24 h尿蛋白,一般建议24 h尿蛋白<2.0 g时方可化疗。

(4)多西他赛使用期间可能会加重患者因为低蛋白血症导致的周围性水肿。一方面必要时需要及时补充白蛋白,另一方面如果水肿严重,可以适当使用利尿剂治疗。

查房问题 2：后续随访应如何进行？

该患者接受化疗后，因为化疗有免疫抑制作用，膜性肾病也得到了很好的改善。该患者在整个化疗周期中，24 h 尿蛋白定量维持在 1.5 g 左右，最低为 1 248 mg/24 h，血尿消失。

【实践 6】 PORT 置管感染的诊治

MJZ，女性，43 岁。诊断：右乳腺癌术后肝、肺、骨、淋巴结转移，胸壁复发，胸腔积液。

2012.07 行右乳癌改良根治术，术后病理检查：肿瘤位于右乳内上方，浸润性导管癌，淋巴结 0/16，ER－，PR－，HER2＋，Ki－67＋60%，HER2 FISH 阴性。术后行脂质体紫杉醇化疗 6 个疗程。2013.06 胸壁复发予手术切除。术后病理检查示：胸壁转移性低分化腺癌乳腺来源可能，ER－，PR－，HER2＋，Ki－67＋60%～80%，HER2 FISH 阴性。术后行紫杉醇化疗 4 个疗程，2013.8.19 CT 检查示胸壁局部残瘤、腋下淋巴结转移，ECT 检查示多发骨转移，胸椎 MRI 检查示：T12 椎体陈旧性压缩性骨折，评估为疾病进展。2013.08.28 予长春瑞滨化疗，2013.09.20 MRI 检查示：右侧胸壁肿块侵及胸骨、邻近右侧肋骨前部及周围软组织、左侧乳腺外上象限异常强化灶，肿大淋巴结可能，评估为进展。2013.09.21 予右侧乳腺局部放疗，并行脂质体紫杉醇增敏。2013.11.28 ECT 检查提示顶骨和胸骨局限性骨病变。2013.12.18 CT 检查示：肝脏多发转移，两肺多发结节，转移待排。2013.12.02 予吉西他滨＋顺铂化疗 7 个疗程，2014.05.22 更换行吉西他滨＋贝伐化疗 3 个疗程。2014.07.17 CT 检查示：两肺转移，肝脏转移较前进展。患者于 2014.07.28 开始每天下午出现寒战后发热，最高体温达 39℃。2014.08.01 和 08.13 细菌培养结果提示 PORT 输液港处静脉血检出季也蒙假丝酵母。2014.08.01～08.04 给予左氧氟沙星、亚胺培南西司他丁钠、氟康唑抗感染对症处理。2014.08.15 行 PORT 输液港拔出,同时继续行氟康唑和亚胺培南西司他丁钠联合抗感染治疗。

查房问题 1:PORT 置管感染的发生率是多少?

据文献报道,PORT 置管感染发生率与 PORT 置管的用途相关。用于化疗的 PORT 置管感染发生率为 0.11~0.37/1 000 根导管置留日;用肠外营养的 PORT 置管感染发生率为 0.33~3.20/1 000 根导管置留日;对于人类免疫缺陷病毒(HIV)感染的患者,PORT 置管感染发生率为 1.50~3.81/1 000 根导管置留日。平均感染时间为自置入 PORT 后 80~192 d(范围为 2~1 406 d)。

查房问题 2:PORT 置管感染常见哪些病原菌?

革兰阳性菌是最主要的病原体。常见的致病菌有表皮葡萄球菌、凝固酶阴性葡萄球菌、金黄色葡萄球菌、肠球菌等。表皮葡萄球菌感染主要是由于皮肤污染引起,约占导管相关血行感染(catheter related bloodsteam infection,CRBSI)的 30%。金黄色葡萄球菌曾是 CRBSI 最常见的病原菌,目前约占院内血行感染的 13.4%,而耐万古霉素肠球菌(vancomycin resistant enterococcus,VRE)感染的发生率也在增加。其他的致病菌有铜绿假单胞菌、嗜麦芽窄食单胞菌、鲍曼不动杆菌等,放射性土壤杆菌也有报道。铜绿假单胞菌和阴沟杆菌在大面积烧伤患者中比较多见。随着广谱抗生素的应用日趋广泛,真菌在院内血行感染中的比例越来越高。白色念珠菌是常见的病原体,念珠菌引起的血行感染率为 5.8%。长期接受全肠外营养的患者,念珠菌感染的机会也会增多,在骨髓移植患者中可达到 11%。免疫低下患者,尤其是器官移植后接受免疫抑制剂治疗者,还可发生曲霉菌感染。

查房问题 3:PORT 置管感染如何诊断? 如何治疗?

（1）确诊具备下述任1项，可证明导管为感染来源：①有1次半定量导管培养阳性（每导管节段≥15 cfu）或定量导管培养阳性（每导管节段≥1 000 cfu），同时外周静脉血培养阳性，并与导管节段为同一微生物；②从导管和外周静脉同时抽血做定量血培养，两者菌落计数比（导管血:外周血）≥5:1；③从中心静脉导管和外周静脉同时抽血做定性血培养，中心静脉导管血培养阳性出现时间比外周血培养阳性至少早2 h；④外周血和导管出口部位脓液培养均阳性，并为同一株微生物。

（2）临床诊断具备下述任1项提示导管极有可能为感染的来源：①具有严重感染的临床表现，并导管头或导管节段的定量或半定量培养阳性，但血培养阴性。除了导管无其他感染来源可寻，并在拔除导管48 h内未用新的抗生素治疗，症状好转。②菌血症或真菌血症患者，有发热、寒战和（或）低血压等临床表现，且至少两个血培养阳性（其中一个来源于外周血）其结果为同一株皮肤共生菌（如类白喉菌、芽孢杆菌、丙酸菌、凝固酶阴性的葡萄球菌、微小球菌和念珠菌等），但导管节段培养阴性，且没有其他可引起血行感染的来源可寻。

（3）拟诊具备下述任1项，不能除外导管为感染的来源：①具有导管相关的严重感染表现，在拔除导管和适当抗生素治疗后症状消退；②菌血症或真菌血症患者，有发热、寒战和（或）低血压等临床表现，且至少有一个血培养阳性（导管血或外周血均可）其结果为皮肤共生菌（如类白喉菌、芽孢杆菌、丙酸菌、凝固酶阴性的葡萄球菌、微小球菌和念珠菌等），但导管节段培养阴性，且没有其他可引起血行感染的来源可寻。

（4）治疗：

1）导管的处理：仅有发热的患者（如血流动力学稳定，无持续血行感染的证据、无导管局部或迁徙感染灶时）可不行常规拔除导管，但应及时判断导管与感染表现的相关性，同时送检导管内血与周围血两份标本进行培养（推荐级别:B）；怀疑中心静脉导管导致的发热，同时合并严重疾病状态、穿刺部位的脓肿时应立即拔除导管(推荐级别:A);中心静脉导管合并金黄色葡萄球菌感染应该立即拔除导管,并需明确是否并发感染性心内膜炎(推荐级别:B);对于革兰阴性杆菌导致的导管相关菌血症,建议拔除中心静脉导管(推荐级别:D);念珠菌导致的导管相关菌血症时,建议拔除中心静脉导管(推荐级别:A);隧道式中心静脉导管与埋置式装置合并临床感染的表现时,应及时判断导管与感染表现的相关性(推荐级别:C);在隧道式中心静脉导管或植入装置并发感染,同时有导管出口或隧道感染,并伴有严重感染、血流动力学异常、持续性菌血症等情况,应及时拔除导管和去除植入装置(推荐级别:B)。

2) 抗菌药物治疗:根据临床表现和感染的严重程度,以及导管相关感染的病原菌是否明确,可分为经验性抗菌药物应用、目标性抗菌药物应用及导管相关血行感染严重并发症的处理。对于金黄色葡萄球菌引起的导管相关感染,抗菌药物治疗至少2周(推荐级别:B)。一旦诊断为念珠菌导管相关感染,应立即进行抗真菌治疗,疗程至临床症状消失和血培养最后一次阳性后2周(推荐级别:D)。

【实践7】 下颌骨坏死的诊治

TXX,女性,72岁。诊断:双侧乳腺癌术后($pT_1N_0M_0$,ⅠA期)肺、淋巴结、骨转移。

2003.12.23 行左乳腺癌改良根治术,病理检查示:(左乳内上象限)浸润性导管癌Ⅱ级,2 cm×2 cm×2 cm,左腋下淋巴结 0/15,ER++,PR+,HER2+。术后予环磷酰胺+表柔比星+氟尿嘧啶化疗6个周期。2006.06.05 行右乳腺癌改良根治术,病理检查示:(右乳)浸润性导管癌Ⅲ级,肿瘤最大径3.0 cm,右腋下淋巴结 0/13,ER个别弱+,PR-,HER2-。术后行环磷酰胺+甲氨蝶呤+氟尿嘧啶化疗6个周期。2008.01.11 右颈部肿块吸取病理检查示转移性腺癌。2008.01.14 颈部CT检查示双侧颈部淋巴结肿大。2008.01.23 开始行吉西他滨＋顺铂化疗 8 个周期,最佳疗效为完全缓解。2008.02.11 腰椎 CT 检查示:L1 椎体压缩改变,骨质破坏,考虑转移。后行放疗,帕米膦酸二钠治疗骨转移。2012.06 出现口腔溃疡、面颊肿胀、牙痛、牙龈肿胀、流脓。2012.06.14 自行拔牙后牙龈肿块明显。2012.07.31 口腔全景片示:左下颌骨骨质破坏,左下 4 缺失。予以保守冲洗治疗;2012.08.06 牙龈活检:牙龈瘤;2012.11.01 症状加重,口腔全景片示:左下颌骨相当于 4～6 骨破坏。2012.11.26 体检:左下颌尖牙至磨牙牙齿缺失,左侧下颌磨牙区牙槽嵴顶处周围可见外生型生长肿物,牙槽骨外露,左下颌淋巴结肿大,约 1 cm,活动度好。2012.11.30 全麻下行左下颌骨骨髓炎刮治术,术中切除死骨、刮除周围肉芽组织送快速冷冻病理检查示:炎性病变。术后病理检查:见死骨组织及肉芽组织,浆细胞浸润(见插图 10 - 7)。

2012.07.26 MRI 检查示:左侧下颌骨及下牙槽处骨质信号异常伴局部软组织肿块影形成,邻近咬肌信号异常,建议结合临床活检以除外转移。颏下及颌下数枚小淋巴结。2012.11.06 MRI 检查示:左侧下颌骨骨质信号异常,呈 T_1WI 等信号,T_2WI 略高信号,相邻软组织影增厚伴肿块形成,较前略增大,约 14 mm×20 mm,形态不规则,边界欠清,双颈淋巴结不大。涎腺无殊。所见鼻咽、口咽部未见明显异常。2013.03.07 CT 检查示:左侧下颌骨及下牙槽转移可能,结合 MRI 检查进行判别:左侧上颌窦炎。2013.04.25 MRI 检查示:左侧下颌骨骨质信号异常,呈 T_1WI 等信号,T_2WI 略高信号,相邻软组织影增厚伴肿块形成,约 14 mm×20 mm,大小与前相仿,双颈淋巴结不大。涎腺无殊。所见鼻咽、口咽部未见明显异常。2013.05.29 MRI 检查示:左侧下颌骨骨质信号异常和异常强化,与前相仿,请结合临床进行判别。

查房问题 1：双膦酸盐相关的颌骨坏死（osteonecrosis of the jaw，ONJ）的发生机制是什么？

颌骨坏死是一种与综合治疗相关的罕见事件，包括肿瘤患者接受静脉注射或口服双膦酸盐。静脉给予第 3 代唑来膦酸发生率最高，约 1%。ONJ 的报道主要发生在进展期恶性肿瘤骨转移。骨坏死（不局限于颌骨）在癌症患者群的发病人数是一般人口群的 4 倍。接受双磷酸盐治疗的癌症人群中，尚无前瞻性临床试验数据，目前所接到的报告均为自发性报告或临床回顾性数据。

双膦酸盐导致 ONJ 的可能机制为：①在成骨细胞和破骨细胞作用下，骨组织不断更新，死骨可被吸收再生；②双膦酸盐可能通过抑制破骨细胞的活性及在骨表面聚集来抑制破骨细胞的骨质吸收；③只要双膦酸盐依旧聚集在骨表面，就会影响到破骨细胞对骨质的吸收。因此，停用很久后仍可导致骨质吸收的受阻。

查房问题 2：双磷酸盐相关的颌骨坏死的影像学表现有哪些？

（1）牙齿全景成像：牙槽缺损，无愈合迹象（无新骨填充）。

（2）CT 检查：可见坏死骨质边缘硬化带，并可排除恶性肿瘤颌骨转移。

（3）MRI 检查：可观察周围软组织情况，有时可见颌下淋巴结肿大。

查房问题 3：双磷酸盐相关的颌骨坏死的临床特征有哪些？

ONJ 临床特征包括：①下颌骨好发；②常与侵袭性牙科操作有关（如拔牙）；③可表现为牙龈缺损，颌骨暴露，无法愈合，可伴有疼痛、周围软组织炎症、继发感染或窦道形成。

查房问题 4：如何进行双膦酸盐相关的颌骨坏死的鉴别诊断？

鉴别诊断如表 10 - 2 所示。

表 10-2　双膦酸盐相关的颌骨坏死的鉴别诊断

项　目	颌骨坏死	颌骨化脓性骨髓炎	颌骨放射性骨髓炎	颌骨肿瘤
放疗史	无	无	有	无
全身症状(寒战、高热、毒血症状)	无	有	无	无
X线片死骨形成	有	有	有	无
后期新骨形成	少见	有	有	无

注:病理诊断可明确排除颌骨肿瘤或颌骨骨转移

查房问题 5: 双膦酸盐相关的颌骨坏死如何治疗?

ONJ 治疗主要包括以下几点:①保守治疗:止痛、抗炎、抗菌药物冲洗;②清创;③扩大切除术。目前没有有效的治疗手段。有一位国外学者指出最好是什么都不要做,当然预防和治疗感染还是需要的。

11

肿瘤随访

肿 瘤 科 常 见 诊 疗 问 题 问 答

11.1　全程呵护乳腺癌化疗患者

乳腺癌在全球范围内已成为严重威胁女性健康的重要疾病,在西方发达国家,每8~9名女性就有一人患乳腺癌,在我国女性所患癌症中乳腺癌的患病率居首位,且每年以3%~4%的速度递增,发病日趋年轻化,乳腺癌化疗技术的不断发展和进步降低了乳腺癌患者的复发风险,延长了生存时间。众所周知,化疗可能带来恶心呕吐、脱发、骨髓抑制等不良反应,严重地影响着患者的生活质量。因此,如何更好地呵护乳腺化疗患者,为其提供优质的全面的护理,至关重要。

（1）化疗前的护理:

1）心理护理:乳腺癌患者因年龄、文化层次、性格特征及家庭背景等的不同,对疾病的认知程度及心理状况也会有所不同。护士要及时掌握患者的心理活动情况,关心体贴患者,尽量满足其多方面的需求,可以采用交谈、介绍成功案例、音乐疗法或适当活动分散注意力,安抚其紧张焦虑情绪,使患者放松心情,保持乐观向上的情绪,顺利完成治疗。

2）化疗前方案介绍及预处理:护士应详细了解化疗方案,熟悉化疗药物作用机制、常规剂量,掌握给药方法、顺序、用药注意事项,了解药物的毒副作用、并发症及药物间配伍禁忌,熟悉出现各种情况时的处理方法。全面掌握患者目前身体状况及既往出现的化疗不良反应,并向患者及家属详细介绍化疗的目的、意义、常见的不良反应。根据药物性质及医嘱给予患者预处理药物,对于有预期性呕吐者化疗当日起可以口服止吐剂,对于使用紫杉醇类药物出现不良反应者,可予口服地塞米松降低过敏反应发生率。

3) 化疗前饮食指导:化疗前可进正常饮食,避免油腻、辛辣、刺激食物,以高蛋白(鱼、虾、肉等)、高热量(谷物等)、高维生素(新鲜蔬菜和水果)清淡饮食为宜,若患者已经出现胃肠不适,则饮食以清淡易消化的半流质或流质为宜,避免加重胃肠负担。一般采用 3 周方案:第 1 周以容易消化吸收的食物为主,第 2～3 周开始逐渐进补。化疗前和化疗过程中多饮水,使尿量维持在每天 2 000～3 000 ml 以上,使用顺铂的患者要检测 24 h 尿量,一共检测 3 天。

4) 静脉保护:根据 INS 2011 输液指南,化疗前应详细评估患者的治疗方案(给药方式、药物的渗透压、pH、疗程长短),静脉化疗者首选联系相关专业人员安排进行中心静脉置管(PICC、CVC、PORT 等),但同时也应结合患者的自身及家庭经济情况考虑,有血栓史和血管手术史的静脉不宜置管。根据我国卫生行业标准 WS－T433－2013,腐蚀性药物不应使用一次性静脉输液钢针,外周留置针不宜用于腐蚀性药物等持续性静脉输注。

(2) 化疗期间的护理:

1) 化疗药液配制:根据我国卫生行业标准 WS－T433－2013,配制抗肿瘤药物的区域应为相对独立的空间,宜在Ⅱ级或者Ⅲ级垂直层流生物安全柜内配制,配药时要注意自身保护,配药者要穿防水、无絮状物材料制成、前部完全封闭的隔离衣,戴一次性口罩、帽子,并戴双层手套(内层 PVC,外层为乳胶手套),可佩戴护目镜,操作台要铺防渗漏吸水垫,污染或操作结束时应及时更换。配药时要防止药物飞溅、污染眼、皮肤、空气及周围环境,护理人员尽量减少与抗癌药接触,尽量减少抗癌药污染环境。药物现配现输,不宜久置。

2) 静脉穿刺:按照医嘱给予化疗药物,并注意给药顺序,使用外周静脉穿刺给药者,化疗前应为患者长期治疗考虑,首选上肢静脉,并由远程小静脉开始穿刺,注意经常更换,不宜在下肢静脉穿刺给药,尽量避开手指、手腕、肘窝静脉,以及施行过广泛性外科手术的肢体末端。接受乳房根治术和腋下淋巴结清扫术的患者应选择健侧肢体进行穿刺,不宜选择 24 h 内有穿刺史的静脉及穿刺点以下的静脉进行穿刺给药。不可在同一部位重复穿刺,避免渗漏。

3）静脉给药:严格按照医嘱给药,并注意给药顺序。例如,注意输注高致吐风险化疗药前 30 min 左右应给予止吐剂,输注易过敏药物前 30 min 左右给予抗组胺药物肌内注射等,抽好的化疗药的针头不能做静脉注射,化疗前必须使用生理盐水诱导,确保针头在静脉内再推入或加入化疗药物。静脉推注化疗药物时,浓度不宜过高、速度不宜过快,并时时检查有无回血,局部有无肿胀、疼痛。输注中也应观察回血情况及全身情况。如疑似或发生肿胀、输液不畅及患者主诉疼痛,需要拔出重新注射,同时注意避免选择原穿刺处下方再次注射,原注射处按化疗药液外渗处理。

4）外渗处理:一旦发现药液外渗,应立即停止注药,保留针头,接空针回抽残余药液,再根据外渗药液性质进行局部处理,发泡剂和刺激剂,需要采用局部封闭,外渗后 24 h 内可根据外渗药物性质采用冷敷或湿热敷,24 h 后可根据局部情况选用喜疗妥、金黄散、硫酸镁外敷,并嘱患者抬高外渗局部肢体促进回流。

5）生活护理:保持病室空气清新,环境优雅。床铺整洁平整,注意患者皮肤清洁卫生;做好口腔护理;注意预防感冒及肺部并发症;化疗期间给予清淡易消化的饮食,忌生冷食物,可多进食新鲜水果蔬菜,补充维生素,患者若出现恶心、呕吐、干呕者宜减少进食次数及进食量,避免加重胃肠道反应。

（3）化疗后的护理:

1）静脉及导管护理:拔针时要迅速,用无菌敷料压迫穿刺部位 3～5 min,局部静脉可外涂喜疗妥软膏,以促进静脉修复。中心静脉导管者,应按时进行维护,并做好导管的日常自我管理。

2) 骨髓抑制的护理：化疗药物对白细胞的影响很大，其次是血小板。一般发生在用药后 1～3 周，多数患者 10～14 d 白细胞计数下降到最低点。在此期间要注意预防感染，减少碰撞，注意病室内的消毒和严格的无菌操作。同时要求患者加强自身防护，提高卫生观念，做好口腔清洁工作，保持个人卫生，注意勤洗手。

可以根据患者的病情适当选择升白细胞药物。

体温＞38.5℃时，采用物理降温，少用水杨酸制剂，如吲哚美辛栓、阿司匹林等，以免进一步导致白细胞计数减少，体温＞39℃时抽血培养，以及时调整抗生素，密切观察体温变化，查白细胞 1 次/天，及时调整药物用量。

化疗后要观察有无鼻腔出血、牙龈出血等出血征象。

3) 胃肠道反应的护理：食欲缺乏、恶心、呕吐：鼓励患者进食低脂肪、高蛋白、高热量、高维生素食物，多食新鲜水果蔬菜、少食多餐。可给患者选用 5 -羟色胺受体拮抗剂等抗呕吐；可分散患者注意力，与其交谈、听音乐、看电视、参加娱乐活动，适当散步，以分散对疾病的注意力而减轻症状；也可给小剂量镇静剂，如地西泮（安定）、异丙嗪（非那根）等；给患者进清淡、易消化的高蛋白饮食，鼓励患者少食多餐，协助患者在呕吐间歇进食。提供温和无刺激的食物，避免过甜、过冷及油腻食物，如玉米粥、藕粉、果汁、蔬菜汁、橘子汁等。严重呕吐者给予肠外营养。

便秘及腹泻：忌食生、冷、硬、不洁食物，便秘者可进高纤维素食物，严重者可给予开塞露肛入，腹泻者可给予口服蒙脱石（思密达）以保护肠黏膜，避免进高纤素食物。

口腔炎：加强口腔卫生，做到进食前后漱口，溃疡者可采用西瓜霜、锡类散等外涂溃疡处，或用一般用 2％氯己定（洗必素）及 3％硼酸液漱口。

4) 皮肤反应的护理：化疗患者 50％出现皮肤反应，如皮肤色素沉着、全身瘙痒，可用温水清洗局部皮肤，保持皮肤清洁干燥，若出现严重皮疹需遵医嘱用药。

5）肝肾毒性反应的护理：化疗患者由于药物的代谢，增加了肝脏和肾脏的负担，患者的 AST 和 BUN 会升高，要结合生活指标，及时提醒医生，应用保肝护肾的药物，指导患者按时服药，同时告诉患者多饮水，促进代谢，及时将化疗药排出体外。鼓励患者多饮水，保证每日摄入量≥4 000 ml，尿量 2 000～3 000 ml，必要时给予利尿剂。

6）出院指导：

饮食：以加强营养，宜使用高蛋白、高热量、高维生素食物为宜，避免高脂饮食。ER＋，PR＋患者避免进食富含动物激素类食品：胎盘类、女性保养品、蜂王浆类制品。

活动：教育患者合理安排生活，注意劳逸结合，培养更多的生活兴趣，采取适合自己的锻炼方式，如散步、游泳、打太极拳，也可适当做家务或参加社会工作。

及时复诊：化疗疗程未结束的患者在出院期间，按照医生要求每周查血常规 1～2 次，若有异常及时就诊。化疗疗程结束后，每 3 个月复查 1 次，2 年后每半年随访 1 次，至终身，指导患者对健侧乳腺每周自查 1 次。

11.2　制作简易随访表格

为了更好地随访患者，推荐制作简易的随访表格（表 11－1）。

表 11－1　简单实用的随访表格样表

试验：				受试者编号：			
生命体征				体格检查			
ECOG：	T：	P：	R：	BP：	H：	W：	BSA：
AE							
开始/结束日期							
CTCAE 几级							
与研究药物相关性							

续　表

相关处理						
伴随用药/剂量						
开始/结束日期						
靶病灶（基线）						
靶病灶（本次）						
非靶病灶（基线）						
非靶病灶（本次）						

疗效评价：

肿瘤患者免疫功能

12.1　化疗药物是否均抑制患者的免疫功能

化疗药物直接杀伤肿瘤细胞,可以去除肿瘤细胞对身体免疫系统的抑制。它还可以通过经典免疫细胞死亡(immunogenic cell death,ICD)机制和免疫调节(immunogenic modulation,如多西他赛改造肿瘤细胞的表型)利用身体的免疫机制杀伤肿瘤细胞。化疗所致经典ICD这个概念最初由Casares等提出,他们证实用化疗处理过的肿瘤细胞去免疫小鼠能够提高小鼠的免疫功能,并提升小鼠对后续肿瘤细胞接种的防护能力。化疗所致经典ICD仅仅4个化疗药物,即CTX、ADM、MIT和LOHP。但根据临床观察,肿瘤的消退有快有慢,消退慢难以用化疗所致经典ICD来解释。Hodge等第1次提出了免疫调节机制,用低剂量多西他赛来处理多西他赛耐药细胞株,肿瘤细胞表型发生了改变,利于身体细胞毒T淋巴细胞杀死肿瘤细胞。其他药物,如DDP、5 - FU和NVB,能够上调肿瘤细胞表面的多个分子,利于免疫介导的杀伤。

12.2　检测患者免疫功能的指标可靠吗

总的来说,免疫功能指标,无论是体液性免疫还是细胞性免疫,在临床上被真正使用,还为时尚早。

调节性T细胞(regulatory cell,简称Treg)是一类控制体内自身免疫反应性的 T 细胞亚群。调节性 T 细胞可分为天然产生的自然调节性 T 细胞(nTreg)和诱导产生的适应性调节性 T 细胞(aTreg 或 iTreg),如 Th3、Tr1。另外,尚有 CD8 Treg、NKT 细胞等。

12.3　哪些患者可以进行 DC＋CIK 肿瘤生物治疗

　　DC＋CIK 肿瘤生物治疗的整个治疗过程分为患者外周血单核细胞采集、体外诱导及回输 3 部分。CIK 细胞,即细胞因子诱导的杀伤细胞(cytokine-induced killer,CIK),是一种新型的免疫活性细胞,CIK 增殖能力强,细胞毒作用强,具有一定的免疫特性。CIK 治疗的适应证为:①手术后患者,可防止肿瘤转移复发;②肿瘤综合治疗的组成部分,如在化疗治疗的间歇期或在肿瘤局部放疗过程中同时联合自体免疫细胞治疗;③无法进行手术、放疗、化疗的中晚期患者;④放疗、化疗失败的患者;⑤癌性胸、腹腔积液患者。CIK 治疗的禁忌证为:①细胞因子过敏。②T 细胞淋巴瘤患者应禁用。因为 CIK 治疗是一种过继细胞免疫治疗方法,可以激活 $CD3^+$、$CD4^+$ 或 $CD4^+$、$CD8^+$ T 细胞,增加其细胞数量,从而达到增强免疫杀伤效果;而 T 细胞淋巴瘤是指 T 细胞发育的各个阶段出现异常并形成相应分化阶段的肿瘤。因此,CIK 有可能会加速 T 细胞淋巴瘤的生长,所以对于 T 细胞淋巴瘤患者应禁用 CIK。③不可控制的严重感染患者。④晚期肿瘤造成的恶病质、外周血象过低患者。DC＋CIK 肿瘤生物治疗尚处于试验阶段,请大家注意。

索 引

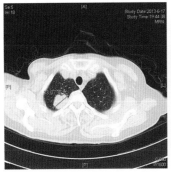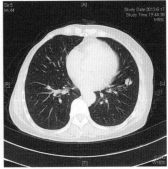

插图 1－1 GP 方案基线肺部靶病灶

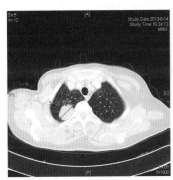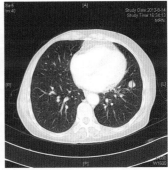

插图 1－2 GP 方案 2 程后肺部靶病灶

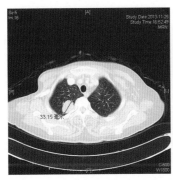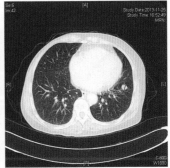

插图 1－3 GP 方案 6 程后肺部靶病灶

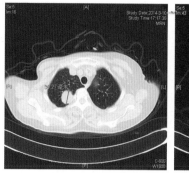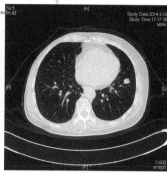

插图 1‐4　GP 方案末次化疗后 3 个月肺部靶病灶

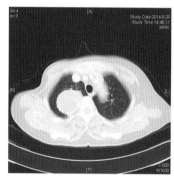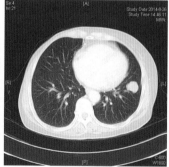

插图 1‐5　GP 方案末次化疗后 8 个月肺部病灶进展

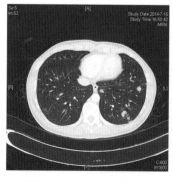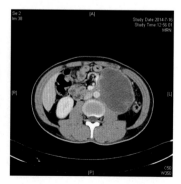

插图 2‐1　基线左肺病灶　　　插图 2‐2　基线后腹膜肿块

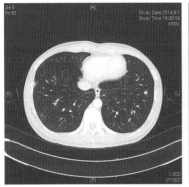 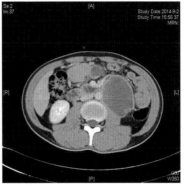

插图 2-3 2周期后左肺病灶缩小　插图 2-4 2周期后后腹膜肿块明显缩小

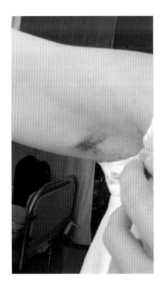

插图 2-5 右侧上臂近腋窝处手术瘢痕、原皮下结节位置

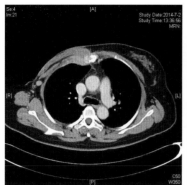 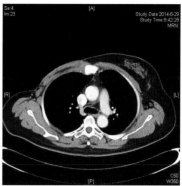

插图 3-1　基线右胸壁靶病灶　　插图 3-2　单药紫杉醇 2 程后右胸壁靶病灶明显缩小

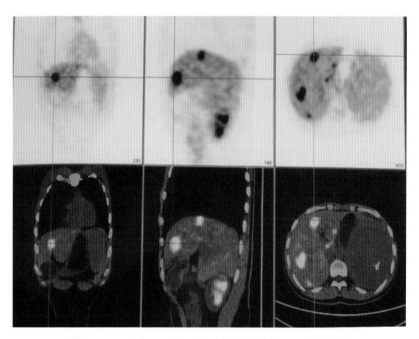

插图 4-1　术前 PET/CT:肝脾多发占位伴 FDG 代谢增高

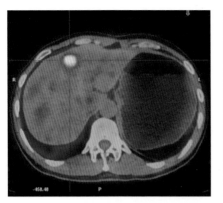

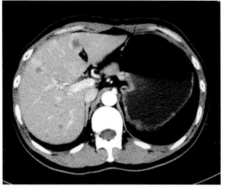

插图 4-2 依维莫司治疗 1 个月后 PET/CT 检查示:肝脏病灶缩小,FDG 代谢活性下降　　插图 4-3 治疗 3 个月后腹部 CT 检查示:肝脏病灶缩小

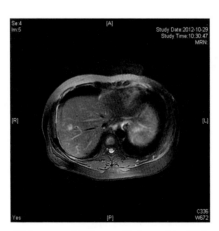

插图 5-1 肝脏 MRI 检查 T₂ 相　肝右叶膈顶结节灶呈环状强化

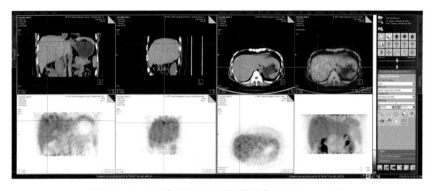

插图 5-2　肝脏病灶 FDG 代谢增高（SUV = 4.5）

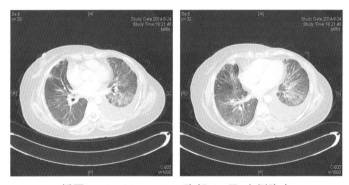

插图 5-3　2014.09.01 胸部 CT 示：左侧胸水

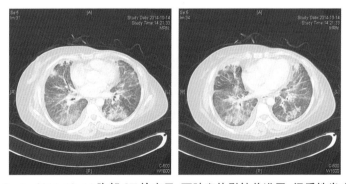

插图 5-4　2014.10.14 胸部 CT 检查示：两肺斑片影较前进展，间质性炎症？ 转移待排

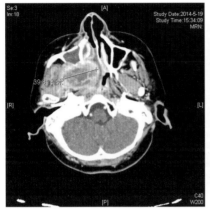 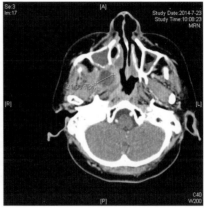

插图5-5 右侧颅底肿块　　插图5-6 2周期后右颅底肿块明显缩小

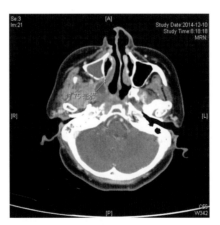

插图5-7 7周期后右颅底肿块进一步
缩小,伴囊变

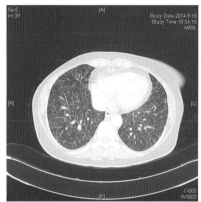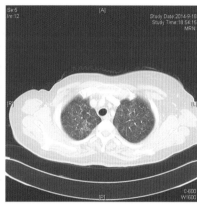

插图 5-8　两肺多发斑片状模糊影

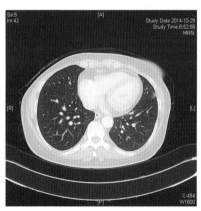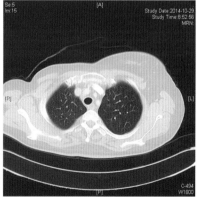

插图 5-9　激素治疗 1 个月后两肺间质性炎症基本吸收好转

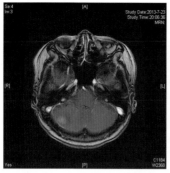 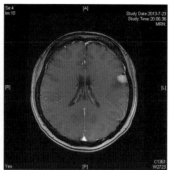

插图 7 - 1　放疗前小脑转移灶　　插图 7 - 2　放疗前左颞叶转移灶

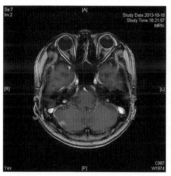 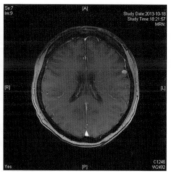

插图 7 - 3　放疗后 3 个月小脑　　插图 7 - 4　放疗后 3 个月左颞
　　　　　　转移灶缩小　　　　　　　　　　叶转移灶缩小

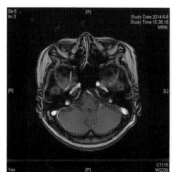 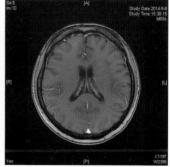

插图 7 - 5　放疗后 10 个月小脑　　插图 7 - 6　放疗后 10 个月左颞
　　　　　　转移灶基本稳定　　　　　　　　　　叶转移灶基本稳定

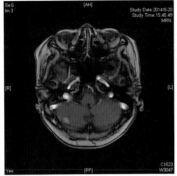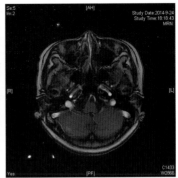

插图7‐7　放疗后13个月小脑病　　插图7‐8　伽玛刀治疗后小脑转
　　　　灶增大　　　　　　　　　　　　　　移灶已不明显

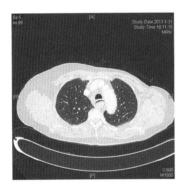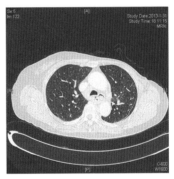

插图7‐9　放疗前双肺野清晰

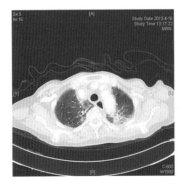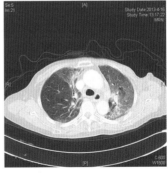

插图7‐10　放疗结束后1个月胸部CT示双肺放射性肺炎

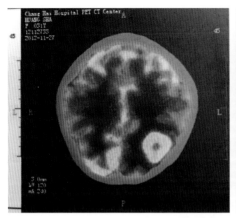

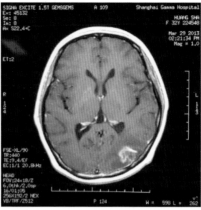

插图 7 - 11　PET/CT 检查示:左顶叶见低密度水肿区,左枕叶见软组织密度影伴环形代谢增高灶

插图 7 - 12　放疗后脑部 MRI 检查示:左顶枕叶见不规则低密度影,周围见水肿

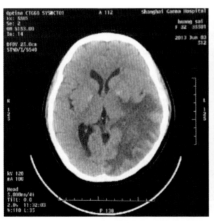

插图 7 - 13　脑 MRI 检查示:左顶颞枕叶见不规则低密度影,周围见明显水肿

插图 7 - 14　脑 MRI 检查示:左顶枕叶强化灶稍小,周围水肿,脑积水

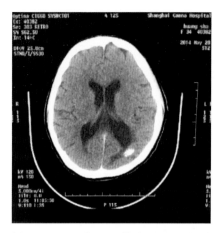

插图 7‑15 脑 MRI 检查示：左侧枕叶强化，双侧脑室积水

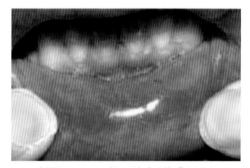

插图 8‑1 1 级口腔炎（黏膜红斑）

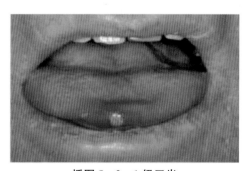

插图 8‑2 1 级口炎

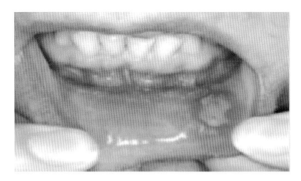

插图 8 - 3　2 级口腔炎(片状溃疡)

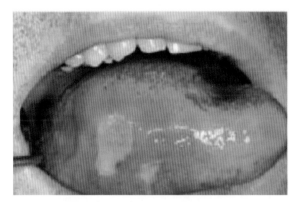

插图 8 - 4　3 级口腔炎(融合性溃疡)

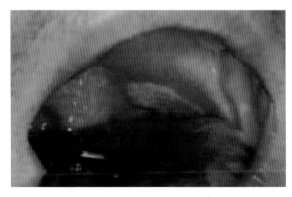

插图 8 - 5　4 级口腔炎(组织坏死)

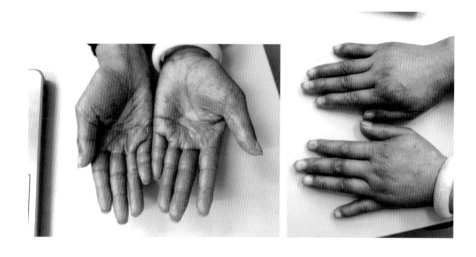

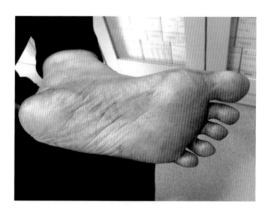

插图 8-6　手足综合征的晚期表现

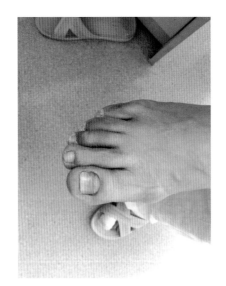

插图 8-7　卡培他滨引起的指甲改变

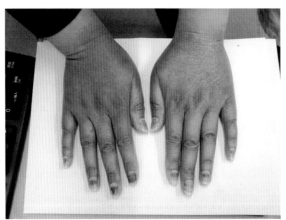

插图 8-8　紫杉类药物治疗 4 周后的指甲改变

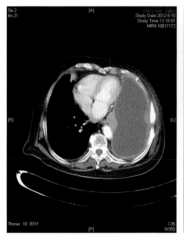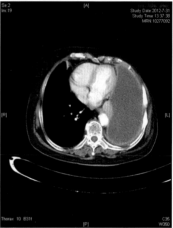

氟维司群治疗前　　　　　　　　　　氟维司群治疗 2 个月

插图 8‐9　治疗后左前胸壁软组织增厚较前退缩

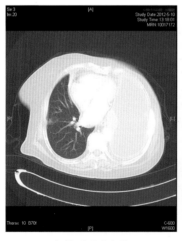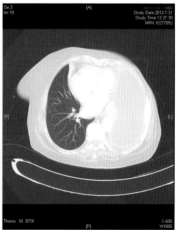

氟维司群治疗前　　　　　　　　　　氟维司群治疗 2 个月

插图 8‐10　治疗后右肺结节影较前缩小

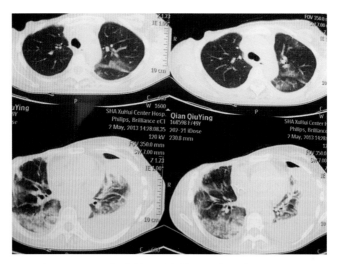

插图 8–11　依维莫司引起的双侧磨玻璃样阴影和
轻度网状间质性病变

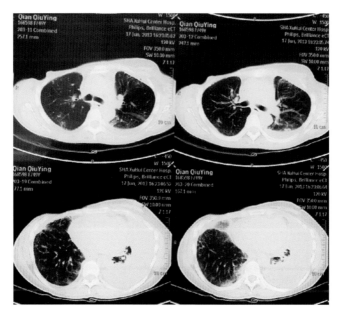

插图 8–12　依维莫司减量后 CT 肺部炎症明显吸收

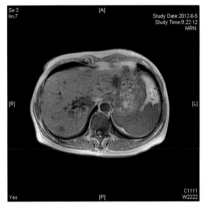 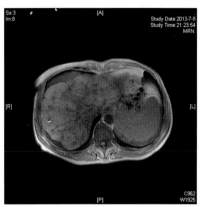

插图 8‑13　化疗前肝脏形态比例正常　　　插图 8‑14　化疗后肝硬化,脾大

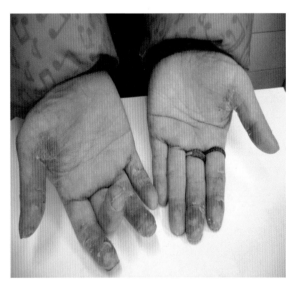

插图 8‑15　法米替尼引起的Ⅲ度手足综合征

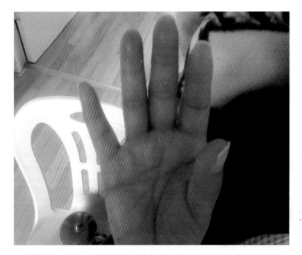

插图 8 - 16　卡培他滨片引起的Ⅲ度手足皮肤反应

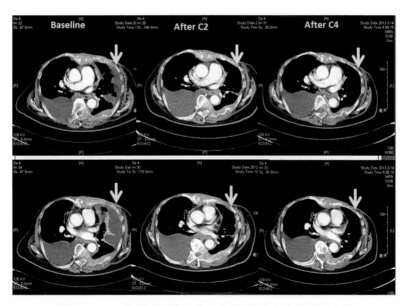

插图 8 - 17　氟维司群治疗前后胸膜、胸腔积液及胸壁病灶

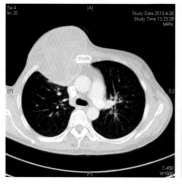
右侧胸壁肿块 CT 表现

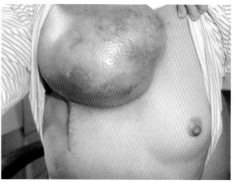
右侧胸壁肿块

插图 8‑18　乳腺癌的原发性耐药

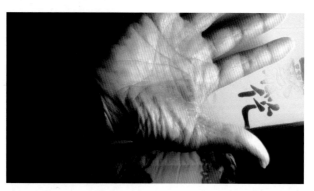

插图 8‑19　EC(脂质体多柔比星)方案Ⅰ度手足皮肤反应

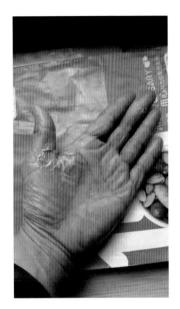
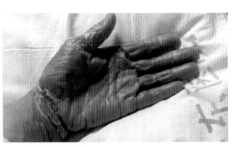
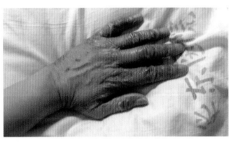
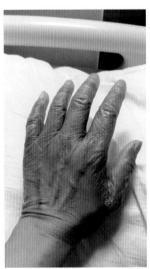
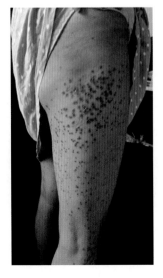

插图 8 - 20　多西他赛引起的罕见出血性皮疹（TXT 治疗 1 个疗程后）

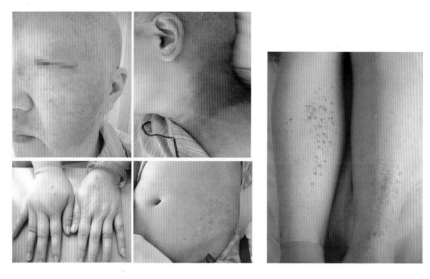

插图 8-21 白蛋白紫杉醇相关的皮疹

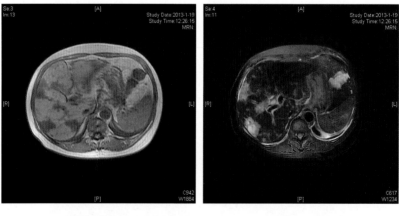

插图 10-1 腹部 MRI 检查示:(T1WI) 肝脏体积皱缩,肝脏多发低信号影

插图 10-2 腹部 MRI 检查示:(T₂WI) 肝转移灶周围可见不规则片絮状高信号影,肝脾包膜增厚,伴包膜下积液

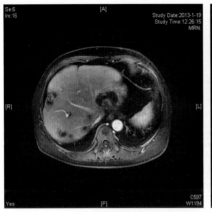

插图 10 - 3　腹部 MRI 检查示:增强后呈环形强化伴周围低信号晕征

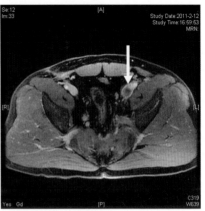

插图 10 - 4　左侧髂内外静脉内见充盈缺损,血栓或瘤栓形成

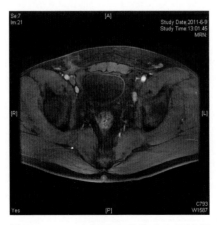

插图 10 - 5　左侧髂内外静脉充盈缺损较前好转

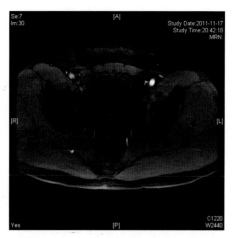

插图 10 - 6　左侧髂内外静脉未见异常

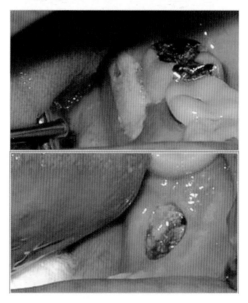

插图 10 - 7　下颌骨坏死

图书在版编目（CIP）数据

肿瘤科常见诊疗问题问答：胡夕春医生查房实录/胡夕春主编. —上海：
复旦大学出版社,2015.9（2017.7 重印）
ISBN 978-7-309-11812-4

Ⅰ. 肿…　Ⅱ. 胡…　Ⅲ. 肿瘤-诊疗-问题解答　Ⅳ. R73-44

中国版本图书馆 CIP 数据核字（2015）第 213656 号

肿瘤科常见诊疗问题问答：胡夕春医生查房实录
胡夕春　主编
责任编辑/魏　岚

复旦大学出版社有限公司出版发行
上海市国权路 579 号　邮编：200433
网址：fupnet@ fudanpress.com　http://www.fudanpress.com
门市零售：86-21-65642857　　团体订购：86-21-65118853
外埠邮购：86-21-65109143　　出版部电话：86-21-65642845
上海市崇明县裕安印刷厂

开本 890×1240　1/32　印张 8.25　字数 210 千
2017 年 7 月第 1 版第 4 次印刷

ISBN 978-7-309-11812-4/R · 1500
定价：40.00 元